Jean Pütz · Monika Kirschner

Lebenselixiere aus Deutschland

Wilde Pflanzen

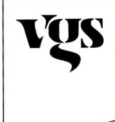

Die Deutsche Bibliothek – CIP-Einheitsaufnahme

Jean Pütz:
Lebenselixiere aus Deutschland : wilde Pflanzen / Jean Pütz ; Monika Kirschner.
– 1. Aufl. – Köln : vgs, 2002
  (Hobbythek)
  ISBN 3-8025-6228-3

Die Vorschläge und Rezepte in diesem Buch sind von Autoren und Verlag nach bestem Wissen und Gewissen sorgfältig erwogen und geprüft. Autoren und Verlag übernehmen keine Haftung für etwaige Personen-, Sach- und Vermögensschäden, die sich aus dem Gebrauch oder Missbrauch der in diesem Buch dargestellten Informationen und Rezepte ergeben.

Bildquellen:
S. 3 links oben, 7, 24, 25 Mitte u. rechts, 31 links, 37 links, 46, 53, 54, 56, 57 links, 59, 60, 64, 66, 67, 69, 72, 75 links, 78, 83, 85 links, 88: Lavendelfoto; S. 3 rechts oben u. unten, 4 links oben u. unten u. rechts oben, 5, 21, 34, 49, 50, 61, 73: Felix & Dupuis Fotografie; S. 4 rechts unten, 13, 19 unten, 45: Mauritius – Die Bildagentur; S. 8 links: aus: „Bayrische Volksbotanik von H. Marzell, Werner Fritsch, München 1968; S. 8 rechts, 22, 23, 68, 71: Monika Kirschner, Seesbach; S. 9, 25 links, 27 links, 28, 32, 39, 41, 43, 51, 81: Beat Ernst, Basel; S. 10: Joachim Blauel, Artothek/Wittelsbacher Ausgleichsfonds, München; S. 11: Anne Freidanck, Köbens; S. 16: Joachim Blauel, Artothek; S. 19 oben, 76: Ahornblatt Mainz; S. 27 rechts, 31 rechts, 37 rechts, 57 rechts, 75 rechts, 80 rechts, 85 rechts: aus: Hieronymus Bock, Teutsche Speißkammer, Straßburg 1560.

Alle übrigen Fotos: Cornelis Gollhardt, Köln/Stephan Wieland, Düsseldorf.
Grafiken: Designbureau Jochen Kremer/Gabi Mahler, Köln.

1. Auflage 2002
Copyright by Egmont vgs verlagsgesellschaft, 2002

Umschlagfoto: Felix und Dupuis Fotografie
Umschlaggestaltung: Alexander Ziegler
Redaktion: Alexandra Panz
Lektorat: Jutta Beiner-Lehner
Produktion: Wolfgang Arntz
Layout und Satz: Katharina Anhalt/Achim Münster, Köln
Druck: Westermann Druck, Zwickau
ISBN 3-8025-6228-3

Besuchen Sie unsere Homepage im WWW:
http://www.vgs.de

Inhalt

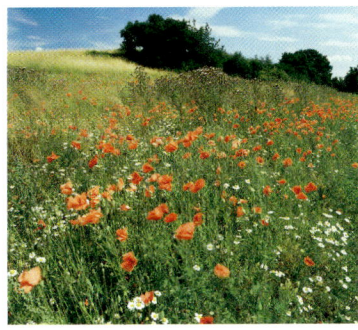

IM SOMMER:
JULI/AUGUST

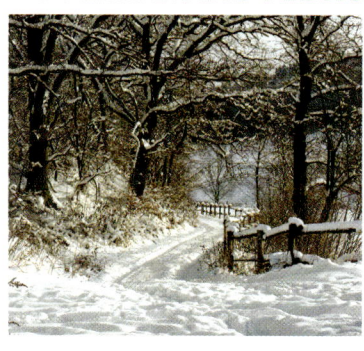

IM WINTER:
NOVEMBER BIS FEBRUAR

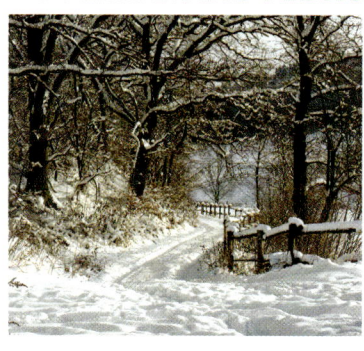

IM HERBST:
SEPTEMBER/OKTOBER

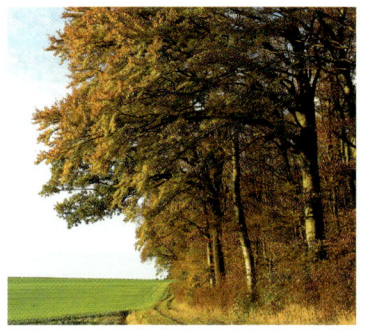

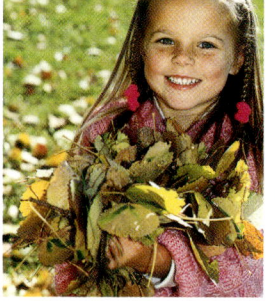

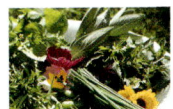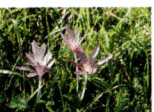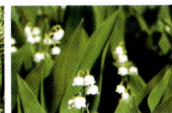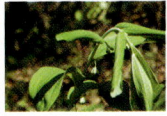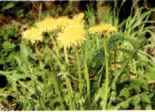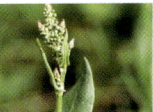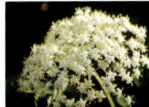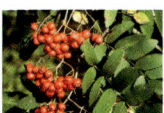

Liebe Leserinnen und Leser,

dieses ist nun schon das vierte Buch in unserer Reihe „Lebenselixiere" aus verschiedenen Kulturen. Nach den „Lebenselixieren aus Fernost", den „Mediterranen Lebenselixieren" und den „Lebenselixieren aus Indien" wenden wir uns mit diesem Band endlich der Heimat Deutschland zu. Eigentlich, so könnte man denken, sollten die „Lebenselixiere aus Deutschland" doch das erste Thema sein, mit dem man sich beschäftigt. Dieses Buch hätte doch eigentlich vor den anderen geschrieben werden müssen, wird so mancher Leser denken. Da mag was dran sein, doch rückblickend betrachtet bin ich sehr froh, dass wir uns in der Hobbythek erst gründlich und mit vielfältigen Recherchen vor Ort anderen Kulturen gewidmet haben. Diese Arbeit hat uns, auch im übertragenen Sinne, mit jeder Reise mehr nach Deutschland zurückgebracht. Sie hat unsere Sinne für das Naheliegende geschärft.

Die Schönheit vor der eigenen Haustür sehen und schätzen ist nicht immer leicht. „Einen Regenbogen, der eine Viertelstunde steht, schaut keiner mehr an", hat schon Goethe festgestellt. Sie kennen wahrscheinlich den Effekt, den ich meine: diese wache Neugier, die nach der Rückkehr von Urlaubsreisen ins Ausland noch eine Weile anhält. Man ist ganz erfüllt, begeistert und fasziniert von dem Fremden. Die Sinne sind für sämtliche Eindrücke wieder wacher geworden. Davon profitiert auch der Blick auf die eigene Heimat. Das Besondere tritt wieder deutlich hervor. Auswanderer bestätigen immer wieder, dass man sich

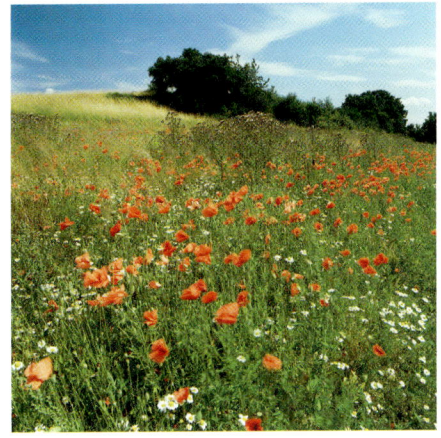

gerade in der Fremde der Heimat besonders nahe fühlt und ihre Vorteile neu entdeckt. So gibt es in den USA und in Südamerika ganze Dörfer von deutschen Auswanderern aus dem 19.Jahrhundert, die Brauchtum und Sprache ihrer alten Umgebung weit liebevoller pflegen, als das die Daheimgebliebenen jemals tun würden. Ich selber treffe immer wieder Deutsche auf Ibiza, die sich ihren Lebenstraum erfüllt haben und in den Süden gezogen sind. Wenn ich dann frage, was sie vermissen, kommt die einhellige Antwort: „Die Jahreszeiten in Deutschland!"

Es ist wohl ein Teil deutscher Eigenart und Geschichte, dass wir vom Fremden und vor allem vom Süden fasziniert sind. Wir neigen dazu, die Verhältnisse in anderen Ländern und Regionen zu bewundern und nachzuahmen. Das bringt auch große Vorteile mit sich. Wie sehr haben z.B. der Westen Deutschlands und vor allem auch Köln von der römischen Besiedlung profitiert. Und zwar gerade deshalb, weil die Menschen vor zweitausend Jahren Sitten und Gebräuche ihrer Besatzer bereitwillig assimiliert haben. Noch heute ist unser Leben von den Einflüssen aus dieser Zeit geprägt: Wir trinken Wein, baden gern und auch unsere Kunst und Kultur sind ohne die römischen Wurzeln gar nicht denkbar.

Ich selbst empfinde eine große Nähe zum klassisch italienischen Erbe. Meine eigene

Familie ist eine italienisch-deutsche Familie, und ich bin in Luxemburg geboren. Diese Kombination ist mein ganz persönliches Lebenselixier. Von diesem multikulturellen Hintergrund habe ich Zeit meines Lebens nur profitiert. Meine Kinder wachsen als Europäer auf und werden die Deutsche Mark nur noch aus Geschichtsbüchern kennen. Das ist gut so, denn mit einem starken Europa im Rücken werden sie in der Welt der Zukunft ihren Platz finden.

Doch was ist mit Deutschland? Welche Beziehung haben wir zu unserer Heimat? Werden sich unsere Kinder als Weltenbürger fühlen, als Europäer oder als Deutsche? Ich meine, unabhängig davon ist es wichtig, sich in Zeiten des „globalen Dorfes", neuer Medien und Internet auf das Eigene zu besinnen. Heimat ist mehr als der Geburtsort. Sie ist für mich die Landschaft, wo die Gerüche vertraut sind, die Pflanzen und Tiere leben, die wir seit Kindertagen kennen und die Menschen, die man liebt. Heimat, das sind Erinnerungen an die Spiele am Bach, die Frühlingsblumen im Garten und an Schlittenfahrten auf dem nächsten Hügel. Heimat, das hat viel mit Nähe und Naturerleben zu tun, mit der sinnlichen Erfahrung der ersten Lebensjahre.

So gesehen ist unsere Heimat Mitteleuropa, mit seinem gemäßigten Klima und dem deutlichen Wechsel der Jahreszeiten von Frühling, Sommer, Herbst und Winter. Seit der Eiszeit sind unsere Gene auf diese Bedingungen, dieses Wechselspiel der Temperaturen ausgerichtet. Nichts ent-spricht unserem Organismus mehr als eine Ernährung von einheimischen Tieren und vor allem von Pflanzen.

Eine solche Küche ist nicht nur gesund. Sie schmeckt auch! Es ist bezeichnend, dass es gerade die Feinschmecker sind, die sich für die Vielfalt der einheimischen Lebensmittel einsetzen. Zum Beispiel die Bewegung „Slow Food": Als 1986 im Zentrum von Rom, an der Spanischen Treppe, eine McDonald-Filiale eröffnet wurde, gründete eine Gruppe von Journalisten „Slow Food" zur Rettung der regionalen Küchentradition. Ihre Kampagne „Arche des Geschmacks" nennt typische regionale Gerichte und Produkte und bringt sie wieder auf die Teller und ins Gedächtnis der Menschen.

Es gibt unendlich viele Lebensbereiche, deren Wissen versinkt und die eine Arche brauchen, die sie über Wasser hält.

Dieses Buch soll eine solche Arche sein.

Eine Arche für ein paar essbare Wildpflanzen, die gleichzeitig Heilpflanzen sind. Nur eine kleine Auswahl, stellvertretend für hunderte von Arten aus dem Angebot der Natur, das uns in Mitteleuropa zur Verfügung stehen.

In einer Welt, die immer mehr zusammenrückt, müssen wir die regionalen Stärken erkennen und entwickeln. Regionale Identität und ein eigenes, mit Selbstbewusstsein entwickeltes Profil stärken nach innen, und schützen nach außen. In dieser Situation setzen wir auf das Eigene, das Besondere, Unverwechselbare, das sich nur bei uns findet und auch hierher gehört.

Wir wollen mit diesem Buch die deutsche Küchenapotheke wieder aufleben lassen; diesmal mit einheimischen Wildkräutern, gemeinhin auch Unkräuter genannt, für deren Ernte man nicht einmal einen Garten braucht. Ein Spaziergang tut es auch! Es war eine tolle Erfahrung für mich und meine Familie, wie leicht sich ein paar „wilde" Gewohnheiten unserer Vorfahren in den modernen Alltag integrieren lassen!

Die vielen Rezepte wurden wie immer in bewährter Manier in unserer Versuchsküche in Waldfriede, am südlichen Soonwaldrand durchprobiert. Auch die schönen Portraits der Jahreszeiten stammen aus dem Soonwald. Werner Dupuis hat sie mit viel Geduld und Können aufgenommen. Ein herzliches Dankeschön auch an Frau Dr. Ursula Schmidt-Gross, Anna Berg vom Toepperhof in Tiefenbach und Hildegard Klöckner.

Es muss nicht immer exotisch sein, wenn man etwas Besonderes bieten will.
In diesem Sinne, viel Freude an Deutschlands Lebenselixieren,

Ihr

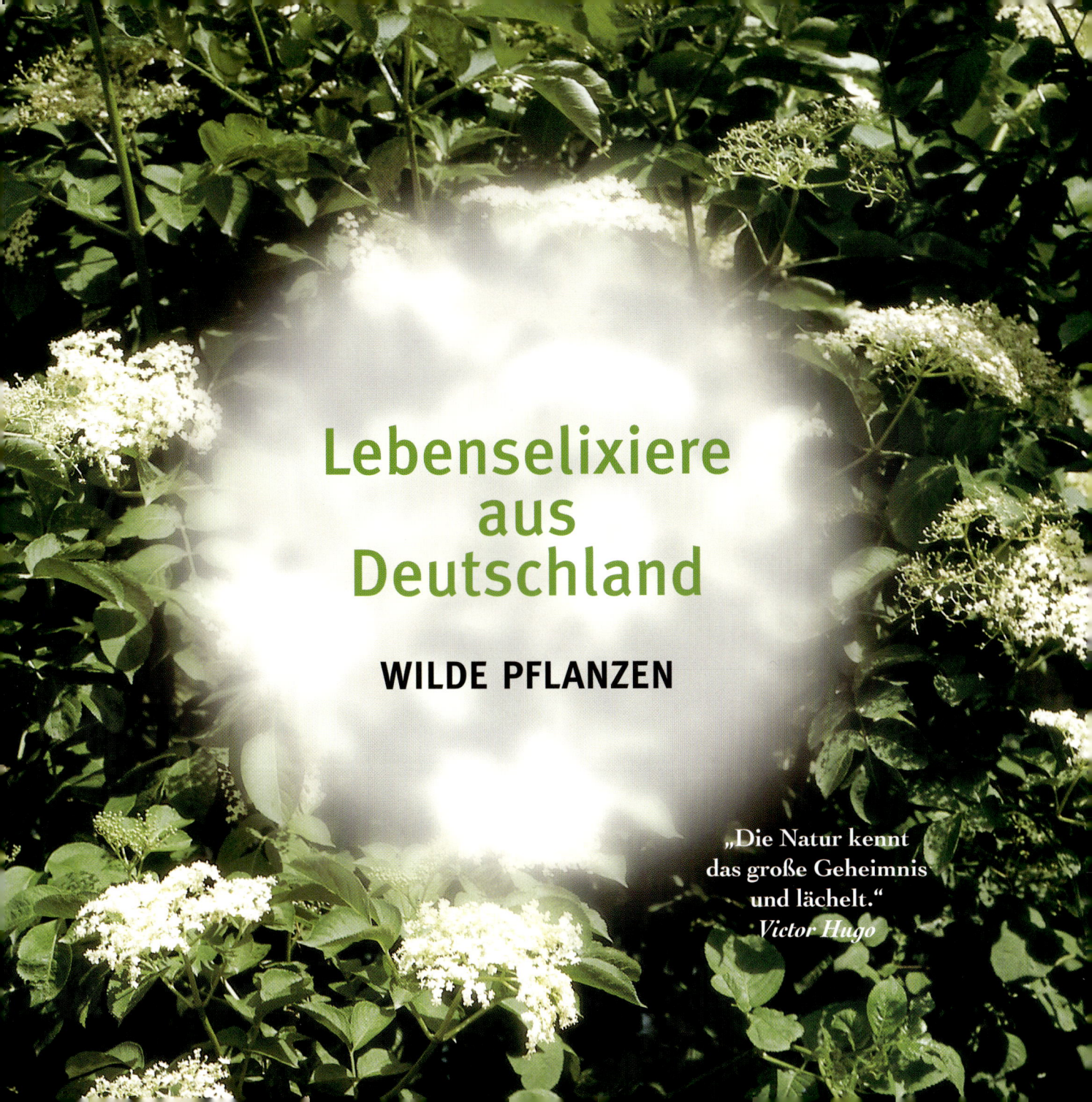

Lebenselixiere aus Deutschland

WILDE PFLANZEN

„Die Natur kennt
das große Geheimnis
und lächelt."
Victor Hugo

■ Wer kennt den deutschen Hausbaum?

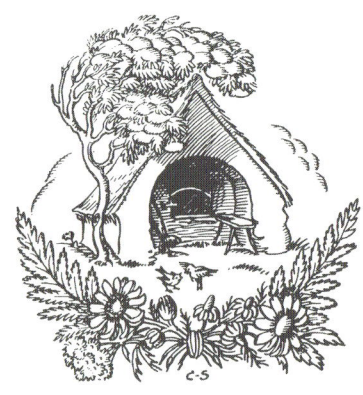

„In Teutscher Nation ist freilich der Holder jederman bekant/
darumb nit von noetten viler wort/
wie/ wo oder wann derselbig wachse/
sintemal ein jeder zuvor den holder kennet.
Dann kaum ein gemeiner baum under allen zu finden/ als eben der Holder."

Hieronymus Bock über den Holunder in seinem „Kreutterbuch" aus dem Jahre 1539

Es ist noch nicht so lange her, ich könnte auch sagen: „Es war einmal…", da klingelt es an meiner Haustür. Vor mir steht eine junge Frau, die ich kaum kenne. In ihrem Arm hält sie eine Schüssel voller nachtblauer kleiner Doldenfrüchte. Sie reicht mir ein handgeschriebenes Rezept: „Probieren Sie das mal! Sie suchen doch die Lebenselixiere!" Ziemlich überrascht habe ich mich bedankt und mich dann gleich in die Küche begeben. Eine gute Portion Neugier gehört zu meinem Beruf. Das wirklich außergewöhnlich fruchtige und feinsäuerliche Aroma der Holunderbeersuppe, die ich nach kurzer Zeit im Topf hatte, begeisterte mich nach dem ersten Löffel.

Die liebevolle nachbarschaftliche Geste hat mein Interesse auf eine Pflanze gelenkt, die in ganz besonderer Weise den Reichtum alten Wissens symbolisiert: den Holunder (siehe auch *Seite 37, 64*).

Beim Holunder fügt sich in beispielhafter Weise altes Wissen über Wildpflanzen harmonisch zusammen mit den Ergebnissen moderner naturwissenschaftlicher Forschung. Und selbst da, wo purer Aberglaube am Werk zu sein scheint, finden sich noch ernst zu nehmende Hinweise für die Spurensuche nach den Geheimnissen dieses Wildgehölzes.

Ich jedoch hatte eine kulinarische Entdeckung gemacht und das Thema für ein neues Hobbythekbuch war geboren: „Lebenselixiere aus Deutschland".

So bekommt man das Beste im Leben geschenkt!

Der Holunder ist nur eine der Wiederentdeckungen dieses Buches, aber eine ganz besondere!

Heute sind wieder viele Worte nötig, wenn man vom Holunder erzählt. Er ist fast vergessen und findet sich kaum noch in den Vorgärten der Neubausiedlungen.

Dank seiner unglaublichen Vitalität lebt er verwildert in der Nähe menschlicher Siedlungen weiter. Er wächst an wenig beachteten Plätzen wie Bahndämmen oder Wegrändern. Holunderbüsche gelten vielen Menschen heute eher als eine Art Unkraut, denn als etwas besonders Wertvolles.

Das war früher anders. Wohl kaum eine Pflanze wurde – vor allem auf dem Lande – in so hohen Ehren gehalten wie der Holunder. Er war der schützende Haus- und Lebensbaum schlechthin, der Sitz der Holundermutter, Holda, einer Vegetations-

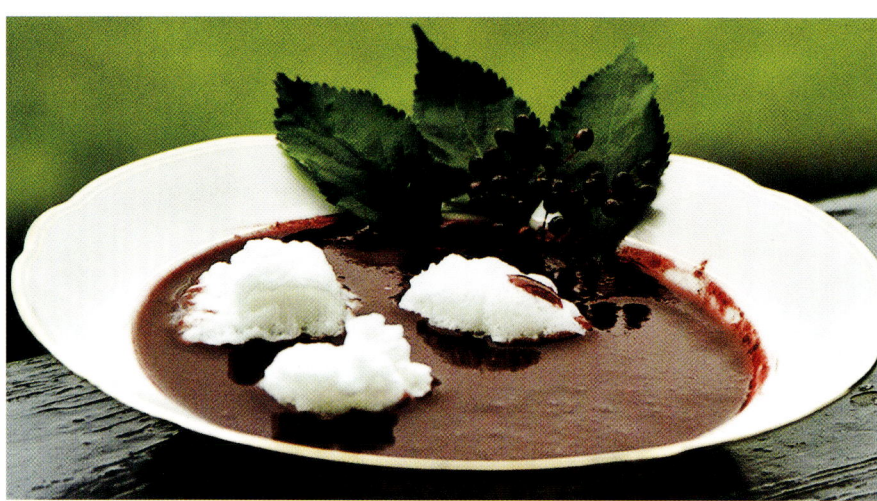

Holunderbeersuppe „Frau Holle" mit Schneenockerln (Rezept siehe *Seite 65*)

göttin und das Versteck des Waldtroll. Der Holunder galt als getreuer Begleiter des Menschen, der in allen seinen Teilen genutzt werden konnte. Seine Blüten und Früchte, Blätter und Rinde halfen gegen vielerlei Krankheiten. Die große Wertschätzung des Holunders ist heute fast vergessen und damit auch die Kenntnisse über den unvergleichlichen fein-herben Geschmack seiner Dolden, den Duft seiner Blüten und das Aroma der Früchte. Auch die vielfältigen pharmazeutischen Verwendungen kennt kaum noch jemand. Seine schweißtreibende Wirkung war so populär, dass Hans Christian Andersen den Segnungen des Holundertees ein ganzes Märchen widmete: „Das Holunderweibchen". Es erzählt von einem kleinen Jungen, dem seine Mutter einen Holundertee kocht, weil er erkältet ist. Die milde Droge entführt ihn in eine „zauber"hafte Welt:

„Und der kleine Junge sah zur Teekanne hinüber, der Deckel hob sich mehr und mehr, und die Holunderblüten kamen ganz frisch und weiß hervor, sie trieben große und lange Zweige, selbst aus der Tülle breiteten sie sich nach allen Seiten aus und wurden immer größer, es war der schönste Holunderstrauch, ein ganzer Baum, er reichte bis zum Bett herüber und schob die Vorhänge beiseite; nein, wie es blühte und duftete! Und mitten im Baume saß eine alte freundliche Frau mit einem sonderbaren Kleid, das war ganz grün, genau wie die Blätter des Holunderstrauches, und mit großen weißen Holunderblüten besetzt, man konnte erst gar nicht sehen, ob es Stoff war oder lebendiges Grün und Blüten."

Der kleine Junge begegnet in seinem Fiebertraum der „Hollin", und er trifft ein wunderschönes Mädchen… Als er erwacht, ist die Holunderteetasse leer, und er ist wieder gesund.

Der Holunder wurde früher wegen seiner zartduftenden Doldenblüten einfach „Flieder" genannt. Wenn Hans Sachs in Richard Wagners „Meistersinger von Nürnberg" den Flieder besingt, dann ist der Holunder gemeint:

*„Was duftet doch der Flieder
so mild und stark und voll.
Mir löst er weich die Glieder –
will dass ich was sagen soll."*

Bis vor etwa 100 Jahren ist mit „Flieder" ganz selbstverständlich der Holunder gemeint. Dagegen war der Strauch, den heute jedes Kind als „Flieder" kennt, der Gemeine Flieder, lat. *Syringa vulgaris*, in Mitteleuropa lange völlig unbekannt. Seine Heimat liegt in Nord- und Mittelchina. Seine schweren auffälligen Doldenblüten und der kräftige Duft veranlassten französische Züchter, ihn Ende des 19. Jahrhunderts nach Europa zu holen und in Hunderten von Sorten zu kultivieren. Für den neuen „Flieder" ist bis heute kein eigener deutscher Name geprägt worden. Gleichzeitig mit dem Wort „Flieder" verschwand auch der ehemals damit gemeinte Strauch aus dem Blickfeld der Menschen. Heute findet man ihn in vernachlässigten Randbereichen von Straßenrändern, Schuttplätzen und Bahndämmen.

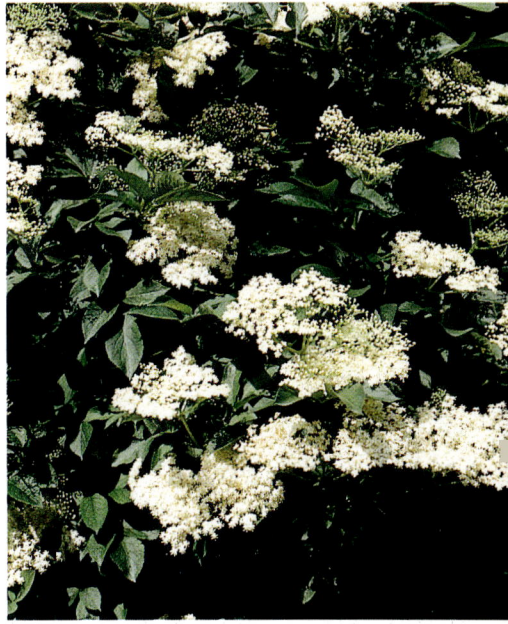

*„Rosenstock, Holderblüt,
wenn i mein Dirnderl sieh,
lacht mer vor lauter Freud
s' Herzel im Leib."*
Schwäbischer Ländler

LEBENSRAUM MITTEN IN EUROPA

*„Wir müssen nicht glauben,
dass alle Wunder der Natur
nur in anderen Ländern und
Weltteilen seien.
Sie sind überall.
Aber diejenigen, die uns umgeben,
achten wir nicht,
weil wir sie von Kindheit an
und täglich sehen."*
Johann Peter Hebel (1760 – 1826)

Seit Jahren suchen wir von der Hobbythek in aller Welt nach Lebenselixieren, prüfen, ob sie modernen naturwissenschaftlichen Kriterien standhalten und ob sie sich auf unseren Alltag übertragen lassen. Unsere Versuchsküchen dufteten nach Zimt, Jasmin, Basilikum, Algen, Ingwer, Kardamom und Muskat. Der Duft vom Holunder kam bisher nicht darin vor. Das hat sich gründlich geändert.

Wir neigen dazu, das Naheliegende zu übersehen, ja zu missachten, „den Wald vor lauter Bäumen nicht zu sehen". Nur so ist es zu erklären, dass eine so wunderbare Delikatesse vor der Haustür von einem Fliederstrauch verdrängt werden konnte, der weder gut schmeckt noch heilsam ist. Die Geschichte des Holunders ist bezeichnend für unseren Umgang mit vielen charakteristischen Merkmalen, die unsere Heimat ausmachen. Unser evolutionärer Hintergrund ist die Umwelt Mitteleuropas, seine Tier- und Pflanzenwelt. Dieser Lebensraum hat sich nach den Eiszeiten vor mehr als 10.000 Jahren so ausgeprägt, wie er heute ist. Deutschland liegt im Zentrum Mitteleuropas und ist damit den klimatischen Bedingungen der gemäßigten Zone ausgesetzt.

Alle Organismen, also auch die „wilden" Kräuter, sind auf die Bedingungen der gemäßigten Breiten eingependelt, und sie dienten dem mitteleuropäischen *Homo sapiens* Zehntausende von Jahren als wichtigste Nahrungsquelle. Schon vor 50.000 Jahren, im Altpaläolitikum, gab es eine Bevölkerung in Mitteleuropa, die aus Feuerstein und Knochen Werkzeuge herstellte. Unsere genetische Ausstattung baut auf dem auf, was unsere Ur-Vorfahren als Nahrungsgrundlage vorgefunden haben. Das

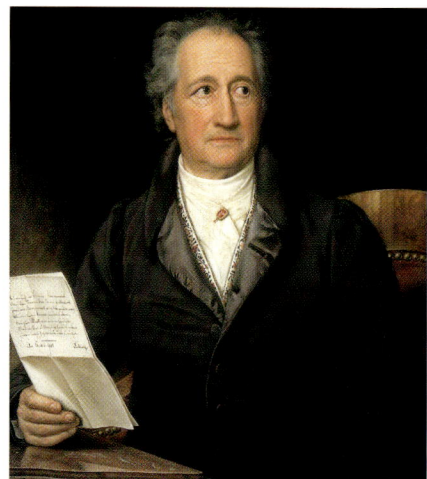

„Willst du immer weiter schweifen? Sieh, das Gute liegt so nah."
Johann Wolfgang von Goethe (1749 – 1832), Verfasser naturwissenschaftlicher Studien: „Versuch, die Metamorphosen der Pflanzen zu erklären".

Sammeln von Wildpflanzen war in früheren Zeiten neben der Jagd die entscheidende Überlebensstrategie. Unsere Vorfahren haben noch über tausend der zwölftausend mitteleuropäischen Pflanzensorten gegessen. Die konventionelle moderne Küche kennt gerade noch 50 Arten. Die meisten von ihnen haben nur wenig mit ihrer „wilden Verwandtschaft" gemein; so wenig wie ein Kopfsalat mit einem Löwenzahnsalat. Oft stammen unsere Nahrungsmittel aus entfernten Ländern und anderen Klimazonen, wie etwa die Kiwi. Unkräuter und andere Wildpflanzen dagegen versorgen uns mit genau den Biostoffen *(siehe Seite 13)*, die unserer genetischen Ausstattung entsprechen.

Heute sind es nicht mehr kosmische Ereignisse, sondern der Mensch selber, der für Veränderungen sorgt. Seit dem Beginn der Industrialisierung im 19. Jahrhundert entwickeln sich die Lebensgrundlagen in Mitteleuropa mit zunehmender Dynamik. Das betrifft besonders die Ernährung, die sich, in evolutionären Maßstäben betrachtet, in einem lächerlich kurzen Zeitraum von fünfzig Jahren grundlegend verändert hat; ein Wimpernschlag der Geschichte.

Alle Lebensbereiche sind von dieser Umwälzung betroffen. Die postmoderne Entwicklung des Lebensstils nivelliert die natürlichen Unterschiede zwischen den Jahreszeiten, den Temperaturen, den Farben, des Lichts; und sie nivelliert auch weltweit die Speisekarten.

In dieser Zeit liegt ein besonderer Luxus darin, die naheliegenden einfachen Genüsse wiederzuentdecken. Jahreszeitliche Ereignisse sind im wahrsten Sinne des Wortes jedes Jahr „einmalig" und auch nur bei uns zu haben. Zum Beispiel Bärlauch im März, Spargel im Mai. Holunderblütenküchlein im Juni und Federweißer im Oktober. Ein Winterspaziergang im Wald und anschließend die wohlige Wärme eines Fichtennadelbades genießen; das sind unverwechselbare Genüsse, die es wieder zu entdecken gilt! Die Zeit ist reif für eine Renaissance des Holunders und seiner wilden Verwandtschaft in Feld und Flur.

WILDNIS AUF DEM TELLER

Unkräuter umgeben uns im wahrsten Sinne des Wortes auf Schritt und Tritt. Einige von ihnen nennt man deshalb auch „Tritt"pflanzen, weil wir oft genug unversehens auf sie treten, so häufig sind sie und so wenig finden sie normalerweise Beachtung.

Der Erfurter Olaf Schnelle ist 17 Jahre alt, als er im Westfernsehen von dem Überlebenskünstler Rüdiger Nehberg erfährt, der ohne Geld und Lebensmittel von Hamburg nach München gewandert ist. Das imponiert dem Gärtnerlehrling und er beschließt, Ähnliches zu probieren. Kurz entschlossen macht er sich auf den Weg: Sein Ziel ist die Ostseeküste. Doch im Gegensatz zu Nehberg fällt es ihm schwer, sich von Regenwürmern, Schnecken und überfahrenen Tieren zu ernähren. In Magdeburg kapituliert er vor einer Bratwurstbude und kauft sich eine Fahrkarte für den Rest der Strecke. Das hört sich nicht gerade wie eine Erfolgsgeschichte an, ist aber eine. Denn eines hat Olaf Schnelle von seinem abgebrochenen Abenteuer mitgebracht und nie wieder vergessen: das unglaubliche Geschmackserlebnis von Wildkräutern, gemeinhin auch Unkraut genannt.

Inzwischen ist Olaf Schnelle doppelt so alt wie damals, Landschaftsingenieur und der Geschäftsführer des erfolgreichen Unternehmens *Essbare Landschaften"*, das „Unkräuter" verkauft. Diese Formulierung beleidigt Olaf Schnelle nicht – im Gegenteil, er selber spricht bei seinen Produkten selbstbewusst von „Unkräutern". „Da wissen die Leute wenigstens, wovon die Rede ist", begründet er seine Wortwahl. Sprachliche Verrenkungen wie „Nebenkräuter", „Beikräuter" oder Ähnliches mag

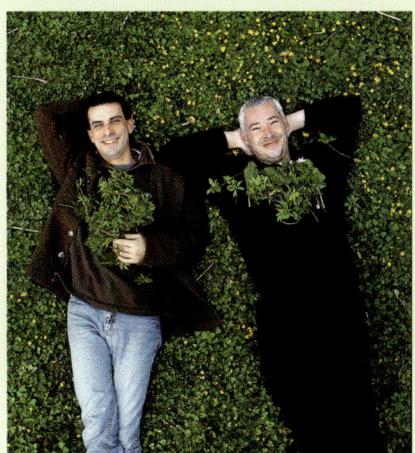

**Olaf Schnelle und Ralf Hiener –
die Gründer von „Essbare Landschaften".**

er nicht. Gemeinsam mit Ralf Hiener, einem gelernten Koch, hat er einen professionellen Versand-Service von Wildkräutern aufgebaut. Die Firmenidee basiert nur auf einer Erfahrung: Unkraut schmeckt und das in einer schier unglaublichen Vielfalt an Aromen!

Das wussten in Deutschland bisher nur einige Naturjünger, Kohlrabiapostel und Kräuterhexen. Mit diesen hat Olaf Schnelle wenig gemein. Seine Kunden stehen in den Küchen deutscher Spitzenrestaurants. Es sind die Profis des guten Geschmacks, die für 50 Gramm Brennnesselspitzen aus frischer Ernte gerne

2 Euro bezahlen. Die verzehrfertigen Wildkräuter sind per Paketexpress in 24 Stunden bei jeder deutschen Adresse. Heute finden sich die teils betörend intensiven, teils bestechend zarten Aromen aus der Natur in den Feinschmeckerküchen wieder. Ein Beispiel dafür ist die sensationelle Karriere des Bärlauchs in den letzten Jahren, nachdem Eckhard Witzigmann dieses nach Knoblauch schmeckende Kraut ohne den verpönten Knoblauchgeruch „wieder"entdeckt hatte. Jeder Marktstand, der etwas auf sich hält, bot plötzlich Bärlauch an. Was der Spitzengastronomie recht ist, sollte uns billig sein. Denn im Gegensatz zu Trüffel und Austern sind die „wilden" Genüsse für jeden leicht erreichbar, der gerne einen Spaziergang macht. Jetzt sind die Hobbyköche dran, sich die vergessene Geschmacksvielfalt in die Küche zu holen. Es spricht sich nämlich herum, dass man nicht jede Ecke im Garten von Unkraut frei halten sollte. Die meisten Unkräuter hackt man besser nicht mit Stiel und Stumpf aus, sondern man schneidet sie mit der Schere, damit sie nachwachsen. Und man befördert sie auch nicht auf den Kompost, sondern in den Kochtopf. Das gilt nicht nur für Brennnessel und Löwenzahn, sondern für mehr als 150 einheimische Kräuter. So viele haben *„Essbare Landschaften"* jedenfalls in ihrem Sortiment. Je nach Jahreszeit mal mehr, mal weniger.

Wir neigen dazu, was wir täglich sehen, nicht mehr richtig wahrzunehmen. Schlimmer noch, wir neigen dazu, das, was allgegenwärtig ist, zu unterschätzen, es für wertlos zu halten, und schnell fällt dann das Urteil: „nur lästig". Hat man sich jedoch einmal entschlossen, seinen Garten als ein Stückchen Erde zu betrachten, in dem auch so genannte Unkräuter ihren festen Platz haben, ist in dieser Ecke fast immer Erntezeit.

Neben dem Garten ist vor allem die freie Natur in Feld und Wald die wichtigste Quelle für die kulinarischen Unkräuter. Und wie bei anderen Delikatessen auch sollte man nur das Feinste ernten, denn es gibt ja genug davon. Dazu sind saubere, unbelastete Standorte (siehe *Seite 17*) genauso wichtig wie frische Blattspitzen und unbeschädigte Früchte und Blüten, die sich gerade erst entfaltet haben. Eine solche Ernte aus der Natur ist erheblich länger haltbar als im Supermarkt gekaufte Küchenkräuter. Die frischen Pflanzen in den Geschäften stammen in der Regel von Intensivkulturen aus dem geschützten Treibhausklima. Die Zellwände sind dadurch weich und durchlässig. Die Wildkräuter aus der freien Natur dagegen sind an das raue Klima angepasst. Eine feste Zellstruktur macht sie robust und widerstandsfähig gegenüber Temperaturwechseln. Auch in der Küche welken sie nicht direkt dahin. Gewaschen und trockengeschleudert kann man sie ohne weiteres zwei bis drei Tage im Kühlschrank aufbewahren, ohne dass sie an Geschmack verlieren.
Dazu ein Tipp von Ralf Hiener: Verschließen Sie die Wildkräuter am besten in einem Gefäß mit Deckel. Legen Sie dazu den Boden des Gefäßes mit gewaschenen Kiesel-

steinen aus, und breiten Sie darüber ein angefeuchtetes Stück Küchenkrepp. Die Unkräuter darauf locker lagern. Das Klima im Gefäß sorgt für optimalen Geschmack über Tage hinweg.
Unkräuter bringen nicht nur überraschende Geschmackserlebnisse auf den Tisch, sie bieten auch ansonsten eine Menge Spaß. Einmal auf den Geschmack gekommen, werden die Wochenend-Ausflüge ins Grüne zu einem Erlebnis mit „Mehrwert". Schon mit einer schlichten Artenkenntnis kann man eine reiche Ernte nach Hause tragen, die Kühlschrank und Kochgewohnheiten verändert. Und es macht einfach Spaß, nach einer Wanderung zu Hause schnell mal einen Holunderblütenpfannkuchen zu backen oder einen Brombeerschnaps anzusetzen. Die folgenden Kapitel zeigen, dass solche Exkursionen zu jeder Jahreszeit – selbst im Winter – möglich und ertragreich sind. Schnell wächst die Pflanzenkenntnis und das Wissen um die besten Ernteplätze. Auch in unserer verbauten Landschaft gibt es überall in nächster Nähe Nischen, in denen saubere Wildkräuter wachsen; sei es eine unbeachtete Parkecke, ein Bahndamm, ein Wäldchen.

Auch für Kinder bekommen Spaziergänge einen ganz neuen Reiz, wenn eine Sammelaktion in Aussicht steht, die in der Küche endet. Unkräuter, Früchte und Blüten bieten viele Spielideen (siehe *Seite 47, 66*) und schärfen die Sinne. So werden Kinder früh mit Pflanzen vertraut und lernen Gefahren einzuschätzen.

Menschen der Kriegsgeneration sind die wilden Genüsse gründlich verleidet worden, denn sie werden bei jeder Brennnesselsuppe an die Not dieser Jahre erinnert. Ein negativer Beigeschmack, für den die Pflanzen nicht verantwortlich sind. Doch die meisten von uns können heute unbefangen einfach mal schnuppern und sich auf Geschmackserlebnisse einlassen, die kein Supermarkt zu bieten hat. Ein unvoreingenommener Tester wird von der Vielfalt der Aromen begeistert sein, denn Wildkräuter und Früchte bieten kulinarische Erlebnisse einer verloren gegangenen Qualität. Dieses Buch hieße nicht „Lebenselixiere aus Deutschland", wenn uns bei den Wildpflanzen „nur" Gourmetqualitäten interessiert hätten. Die Gesundheit spielt eine ebenbürtige Rolle. Jeder, der mal versucht hat, Quecke, Löwenzahn, Vogelmiere oder Giersch aus seinem Garten zu vertreiben, kennt die unbeugsame Vitalität dieser Wildkräuter. Es gibt kaum Pflanzen von vergleichbarer Lebenskraft. Man nennt sie deshalb auch die „Anarchisten" der Botanik. Diese Beobachtungen führen schon auf die richtige Fährte, denn sie sind deutliche Hinweise auf das gesundheitliche Potenzial der Unkräuter.
Die Entwicklung unseres Organismus ist aufs Engste verknüpft mit dem, was wir gegessen haben. Zudem erlauben unsere einheimischen Wildkräuter und -früchte eine Zeitreise zu vergangenen Speiseplänen und vergessenen Geschmackserlebnissen. Die in den Wildpflanzen reichlich enthaltenen bioaktiven Substanzen helfen, unsere Gesundheit zu wahren.

Bioaktive Substanzen als Lebenselixier von pflanzlicher Kost

Untersuchungen der Ernährungswissenschaften gerade der letzten Jahre bringen immer mehr Licht in die Beziehung von Ernährung und Evolution. Sie zeigen uns, wie wichtig bestimmte pflanzliche Stoffe für unseren Körper sind. Zu diesen Stoffen zählen u.a. die Vitamine, wie sie im Übermaß in pflanzlicher Kost vorkommen. Es begann mit Linus Carl Pauling (1901 – 1994), dem amerikanischen Naturwissenschaftler und zweifachen Nobelpreisträger, der als erster die überragende Bedeutung einer Substanz erkannte, die schon in vergleichsweise geringen Mengen wirksam ist, das Vitamin C. Er riet zur Einnahme von Mega-Dosen von bis zu 18 g Vitamin C pro Tag , um die Zellalterung zu verlangsamen. Nach und nach entdeckten die Forscher als weitere Substanzen das Vitamin E und das Beta-Carotin, die als so genannte Antioxidantien den Zellschutz des Vitamin C in seiner Wirkung unterstützen.

Doch das war nur der Anfang einer Lawine von neuem Wissen über eine Unzahl von bisher wenig beachteten pflanzlichen Inhaltsstoffen, die auch in geringsten Konzentrationen wichtige Aufgaben im Stoffwechsel haben. Sie werden als „Vitalstoffe", „Bioaktive Substanzen" oder nur kurz „Biostoffe" bezeichnet. Weil sie mengenmäßig nur einen geringen Anteil an unserer Ernährung haben, waren sie jahrhundertelang überhaupt nicht bekannt, und als man sie entdeckte, wurden sie zunächst „gering" geschätzt. Heute beginnt man, ihre vielfältigen Auswirkungen auf die Gesundheit langsam zu erfassen.

Täglich nimmt unser Körper nur ein paar Gramm dieser bioaktiven Substanzen auf, doch dahinter verbergen sich tausende Substanzen, die an allen Schaltstellen im Körper wirken.

Die größte Untergruppe sind die so genannten „sekundären Pflanzenstoffe". Der Namenszusatz „sekundär" soll diese Stoffe von den Hauptbestandteilen der Pflanzen, den Kohlenhydraten, Proteinen und Fetten, den so genannten „primären Pflanzenstoffen", unterscheiden.

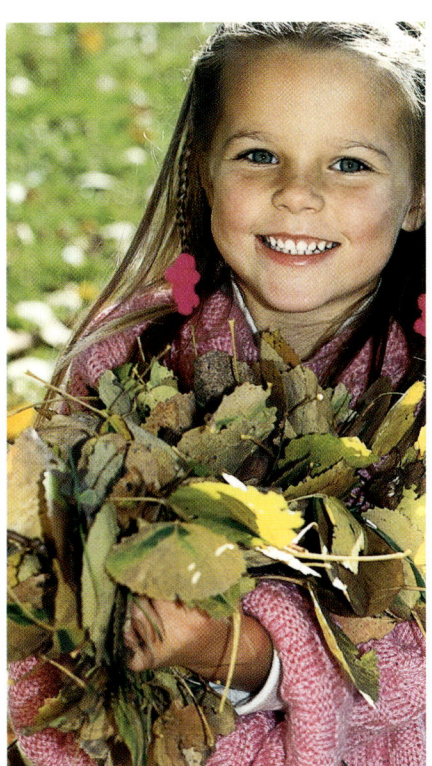

Kinder lernen schnell, wenn der Ausflug „ins Grüne" mit einer Aufgabe verbunden ist.

Sekundäre Pflanzenstoffe

Gesundheitsfördernde Wirkung von sekundären Pflanzenstoffen

- Antikarzinogen
- Antithrombotisch
- Antioxidativ
- Immunmodulierend
- Entzündungshemmend
- Blutdruckregulierend
- Cholesterinspiegelsenkend
- Blutglucoseregulierend
- Verdauungsfördernd

Watzl und Leitzmann 1999

Die sekundären Pflanzenstoffe sind Farb- und Aromastoffe mit sehr unterschiedlichen Aufgaben in den Informationssystemen der Pflanze. Sie dienen als Boten-, Signal-, Farb- und Lockstoffe nicht nur innerhalb der Pflanze, sondern auch für das ganze, sie umgebende Ökosystem. Außerdem wehren sie als pflanzeneigene Schutztruppe Krankheiten und Schädlinge ab. Insgesamt sind bis heute schon mehr als 30.000 verschiedene sekundäre Pflanzenstoffe bekannt. Über die Nahrung nehmen wir täglich wahrscheinlich um die 10.000 solcher Stoffe auf. Sie können jedoch nur wirksam werden, wenn gleichzeitig genügend Vitamine, Mineralstoffe und Spurenelemente im Körper sind. Amerikanische Wissenschaftler haben dafür ein anschauliches Bild gefunden: „Die anorganischen und organischen Nährstoffe sind wie das Gewebe eines Stoffes, die sekundären Pflanzenstoffe sorgen für Farben und Muster."

Zahlreiche große epidemiologische Studien bestätigen, dass Obst und Gemüse auf Grund ihrer bioaktiven Substanzen die Gesundheit positiv beeinflussen und Krebserkrankungen vorbeugen. Das veranlasste die Wissenschaftler des „World Cancer Research Fund" in London und des „American Institute for Cancer Research" in Washington D.C. zu der großen Medienkampagne „Five a day". Die Botschaft: Fünf Mal am Tag Obst und Gemüse in Grün, Rot, Gelb und Orange essen, um mit Vitalstoffen gut versorgt zu sein. Andere Wissenschaftler und Institutionen unterstützen weltweit diese Kampagne. Die Schutzwirkung geht über die Krebsvorbeugung weit hinaus. Etliche andere chronische Leiden unserer Zivilisation wie Herz-Kreislauf-Erkrankungen und auch Diabetes mellitus Typ 2 lassen sich durch eine pflanzenreiche Ernährung vorbeugen.

Die richtige Versorgung mit Vitalstoffen lässt sich mit einem Dominoeffekt vergleichen. Die Wirkstoffe können, wie Dominosteine in Reihe aufgestellt, nur ihre Botschaft weitergeben, wenn genügend davon da sind. Ist die Kette unterbrochen, funktioniert gar nichts mehr. Da wir bei weitem nicht alle der zigtausend bioaktiven Substanzen kennen, nützen auch Nahrungsmittelergänzungspräparate wenig.

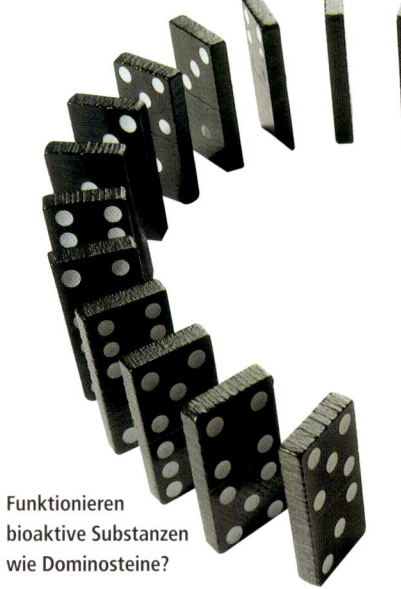
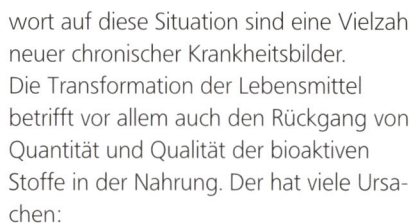

Funktionieren bioaktive Substanzen wie Dominosteine?

Mit frischen unbelasteten Kräutern, Obst und Gemüse ist man jedoch auf der sicheren Seite.

■ Lebensmittel aus dem Supermarkt – Vitamine und Co. auf dem Rückzug

Doch die ausreichende Versorgung mit Vitalstoffen ist heutzutage nicht so einfach. Die industriell gefertigten Nahrungsmittel aus dem Supermarkt sind nicht mehr die „Lebens"mittel, die zu unserem Körper passen. Das, was wir täglich essen, hat sich in der kurzen Zeitspanne seit dem Krieg mehr verändert als in den Jahrtausenden vorher. Der menschliche Organismus hat keine Chance, sich in so kurzer Zeit auf diese dramatischen Veränderungen der „Nährstoffzufuhr" einzustellen. Seine Antwort auf diese Situation sind eine Vielzahl neuer chronischer Krankheitsbilder.

Die Transformation der Lebensmittel betrifft vor allem auch den Rückgang von Quantität und Qualität der bioaktiven Stoffe in der Nahrung. Der hat viele Ursachen:

- Durch Züchtung und durch gentechnische Eingriffe verändern sich die Nahrungsmittel in immer kürzeren Zeiträumen.
- Die Kultivierung der pflanzlichen Nahrungsmittel in großen Mengen führt zu einheitlichen Standards und geringer Varianz.
- Düngung und Pflanzenschutz reichern neue Substanzen in den Pflanzen an, die der Gesundheit abträglich sind.
- Mit Hilfe von Treibhäusern, Transporten, Konservierung und Lagerung werden alle Produkte so manipuliert, dass sie das ganze Jahr über angeboten werden können.
- Die Nahrungsmittel werden so weit bearbeitet und aufbereitet, dass sie jderzeit direkt verzehrfertig sind (Convienience/Fertigprodukte).

So werden auch die gezüchteten, pflanzlichen Lebensmittel immer wertloser. Kritiker sprechen bereits von den „inhaltsleeren" Supermarktlebensmitteln und raten sogar dazu, nichts mehr zu essen, „für das im Fernsehen Werbung gemacht wird".

Der Deutsche Krebsinformationsdienst in Heidelberg berichtet, dass der Vitamin-C-Gehalt deutscher Äpfel innerhalb der letzten zehn Jahre um 80 % gesunken ist. Der Beta-Carotin-Gehalt von Fenchel soll im gleichen Zeitraum um die gleiche Menge geschrumpft sein. Der Calcium-Gehalt von Brokkoli beträgt nur noch ein Drittel. Und Karotten enthalten nur ein Viertel so viel Magnesium wie vor zehn Jahren. Die Menge der Vitalstoffe in unserer Nahrung wird immer geringer. Und immer mehr Ökotrophologen haben sich Anbetracht dieser Verhältnisse entschlossen, ein altes Tabu der Ernährungserziehung aufzugeben: Sie empfehlen inzwischen offen, die tägliche Kost mit Tabletten „aufzufüllen". Da erscheint es nur konsequent, die Fertigprodukte gleich mit Vitaminen und Mineralstoffen anzureichern. Doch wohin soll das noch führen?

Gleichzeitig werden in der Landwirtschaft Pestizide weiterhin ungebremst eingesetzt. Spuren von Pflanzenschutzmitteln, Pestiziden, fanden sich in der Hälfte aller Stichproben von Obst und Gemüse. Trotz der Erfolge mit neuen Spritzmitteln, die bereits in kleinsten Dosen wirken, und neuen Anwendungstechniken sind die eingesetzten Mengen von Pflanzenschutzmitteln wieder angestiegen. Jede fünfte in der EU verkaufte Paprika ist mehr als zulässig mit Pflanzenschutzmitteln belastet. Das ist das Ergebnis einer Untersuchung der Europäischen Kommission in den 15 EU-Ländern. Die Kommission hat mehr als 40.000 Lebensmittelproben auf 20 verschiedene

Insektengifte hin untersucht. Dabei schnitt die Paprika am schlechtesten ab. Fast immer handelte es sich dabei um Methamidophos, ein Insektengift, das als stark giftig eingestuft wird und Blutarmut hervorrufen kann. Rückstände finden sich gerade in Produkten, die aus dem Ausland importiert werden, wenn bei uns keine Saison für sie ist. Kritische Werte von Fungizid-Rückständen fanden sich auch bei Erdbeeren, Kopfsalat, Steinobst und wiederum in der Paprika.

Es ist noch wenig bekannt, welche Folgen eine langfristige Einwirkung gerade sehr kleiner Mengen Pestizide auf den Menschen und andere Organismen hat. Ebenso wenig weiß man, welche Risiken Mehrfachbelastungen und andere Wechselwirkungen haben. Hier besteht noch reichlich Forschungsbedarf. Es geht also nicht nur darum, Obst und Gemüse zu essen, sondern das richtige Obst und Gemüse. Doch welches ist das?

Das ideale pflanzliche Lebensmittel ist:
- so frisch wie möglich,
- gering verarbeitet,
- heimisch,
- gewachsen in der Region,
- passend zur Jahreszeit,
- unverpackt,
- unbelastet aufgrund kontrolliert-biologischen Anbaus.

■ Wildkräuter als Kraft-Pakete für die Gesundheit

Wenn man all diese Kriterien konsequent anwendet, dann liegt ein weiterer dicker Pluspunkt von Wildkräutern neben dem

Geschmackserlebnis auf der Hand: Sie verfügen über alle geforderten Eigenschaften eines gesunden Lebensmittels. Sie sind geradezu idealtypisch das gesuchte Lebensmittel. Grund genug, jenseits von Kräuterhexenkult oder trockenem Fachgesimpel sich unseren Wild- und Heilkräutern einmal ganz praktisch zuzuwenden. Der größte Vordenker zu solchen Überlegungen war sicher der mutige und weitsichtige Paracelsus (1493 – 1541). Paracelsus betonte die vorbeugende und heilende Auswirkung einer naturgemäßen Lebensweise; Erhaltung und Pflege der natürlichen Lebenskraft sind Grundgesetz seiner Lehre. Er bevorzugte einfache, einheimische Heilmittel, weil er glaubte, dass Gott in jedem Land auch die Heilkräuter wachsen lasse, die gegen dort auftretende Krankheiten wirksam wären.

Wildkräuter sind wahre Kraft-Pakete an bioaktiven Substanzen. Immer wieder tauchen die Sammelbegriffe für die wirksamen sekundären Pflanzenstoffe als Bestandteile auf. Besonders häufig sind es die Flavonoide. Flavonoide verstärken die Wirkung des Vitamin C. Untersuchungen legen sogar noch weitere Wirkungen nahe:
- Antibakterielle Wirkung
- Neutralisierung von freien Radikalen, den aggressiven, zellschädigenden Verbindungen
- Hemmung des Krebswachstums
- Verringerung der Bildung von Blutgerinnseln
- Regulierung von Blutdruck und Blutzucker
- Steuerung der Immunabwehr
- Anregung des Stoffwechsels

Doch was ist realistisch? Wir können Wildkräuter nicht fünf Mal am Tag auf den Tisch bringen – aber eine wöchentliche Einlage ist durchaus realistisch und wirkungsvoll. Wir haben es ausprobiert!

Es lohnt sich, bei Ausflügen in die nähere Umgebung nach unbelasteten Standorten Ausschau zu halten. Geeignete Plätze finden sich in Wiesen, an Wegrändern ohne Autoverkehr, Bachläufen, Brachflächen oder Waldsäumen. Hier finden sich mehr oder weniger alle der im Folgenden beschriebenen Pflanzen wieder. Hat man einmal solche Flecken ausgemacht, ist es kein Problem, sich bei einem Spaziergang immer wieder mit einem Vorrat an Wildkräutern für die Küche einzudecken. Die Artenkenntnis nimmt mit jedem Spaziergang zu. Jeder, der eine Brennnessel, einen Löwenzahn oder ein Gänseblümchen erkennen kann, ist sofort in der Lage, seine Küche um neue, ungeahnte Genüsse zu bereichern. Die Skepsis Ihrer Familie oder Freunde wird sich schnell in Begeisterung wandeln. Sicher werden Sie eine Menge Nachahmer finden, denn das Hauptargument für Ihre neuen kulinarischen Abenteuer ist zunächst einmal der Genuss. Die Gesundheit bekommen Sie als willkommenes Extra dazu.

Eine weitere Wildkräuterquelle ist der eigene Garten. Überlassen Sie einen Bereich der spontanen Besiedelung und schon nach kurzer Zeit können Sie Vogelmiere, Giersch und Brennnessel ernten – am besten mit der Küchenschere, dann wächst alles gut nach. Fehlen einige Wildarten, so kann man nachhelfen, indem man sich von einem Spaziergang z. B. eine Sauerampferpflanze mitbringt. Auch der Rasen kann eine ergiebige Quelle leckerer Unkräuter sein, wenn man sich entschließen kann, ihn in eine Wiese zu verwandeln, die nur selten (ein- oder zweimal im Jahr) geschnitten wird. Das macht weniger Arbeit und bietet allen Sinnen weit mehr als ein englischer Rasen. Außerdem kommt man so dem Ideal vom „Gärtnern in der Hängematte" ein Stück näher.

Zudem haben Ornitologen festgestellt, dass auf einem gepflegten Rasen vier, auf einer naturnahen Blumenwiese dagegen 19 Vogelarten Nahrung finden (siehe *Seite 17 f.*). Ähnliches gilt für den Vergleich von Thujareihe und Wildstrauchhecke. Einheimische Arten sind dazu widerstandsfähiger, Pflegemaßnahmen wie Winterschutz, Düngung, Rückschnitt und Spritzen werden überflüssig. So lässt sich auch Geld sparen, nicht nur bei der Pflege, sondern auch beim Kauf, denn heimische Arten sind preiswerter als Zuchtgewächse. Lieber eine „Gourmethecke" im Garten als exotische Gehölze, mit denen auch die Tiere wenig anfangen können.

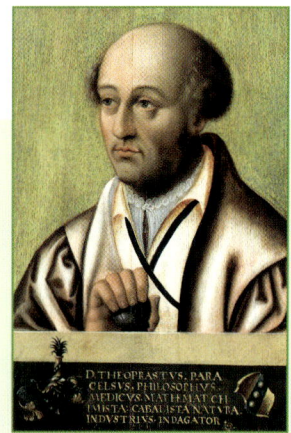

„Alle Wiesen und Matten, alle Berge und Hügel sind Apotheken." Theophrastus Bombastus von Hohenheim, genannt Paracelsus (1493-1541)

„Die Griechen, die Araber und die Deutschen können auch nicht dieselben Tugenden haben, nicht dieselben Grade, die Dosis, die Periode. Wenn alle Dinge der Araber und der Griechen wahr wären, ist der Fehler noch da, weil man einen Unterschied einhalten muss. Daher wird es jedem Arzt als Torheit angerechnet, wenn er mit Gewalt ohne anderen Verstand und Urteil dieselbe Leier verbreitet
Ich beschreibe darum das, was mir Deutschland gibt. Ich will nichts für die Griechen, Araber usw. beschreiben, ich will sie ihre Dinge selbst beurteilen lassen."

Zitat aus Paracelsus Buch: „Einige Fragmente über Kräuterkunde" (de re herbaria), Vorrede zum Buch der Kräuter

In diesen Zeilen macht Paracelsus unerschrocken und für die damalige Zeit ungewöhnlich deutlich klar, dass er eine „deutsche" Kräuterkunde schreiben will, die nicht von den alten Meistern abschreibt, sondern ihre Ergebnisse aus dem eigenen Studium der einheimischen Kräuter bezieht. Er wusste, dass vieles, was immer nur von den Griechen und Arabern abgeschrieben war, auf die mitteleuropäischen Verhältnisse und ihre typische Pflanzenwelt nicht zutraf. Mit dieser Kritik begründete er seinen Ruf. Heute hat die Wissenschaft andere Argumente, doch die grundlegende Einsicht ist dieselbe.

Tipps zum Sammeln von Kräutern

- Nur Pflanzen pflücken, die Sie sicher kennen und die entfernt von Verkehr und landwirtschaftlicher Nutzung wachsen.
- Nur einwandfreie Pflanzenteile ernten, d. h. ohne Schädlings- oder Pilzbefall.
- Keine geschützten Pflanzen sammeln (siehe Landesgesetze).
- Am besten einen Korb und eine Küchenschere zur Ernte mitnehmen. Den Korb mit etwas angefeuchtetem Zeitungspapier auslegen. Blätter und Blüten vorsichtig darauf schichten. So überstehen die Pflanzen auch eine längere Autofahrt. Keine Plastiktüten verwenden! Die Pflanzen werden sonst leicht gequetscht. Außerdem fangen sie an zu schwitzen und werden durch das Kondenswasser welk.
- Nur die Pflanzenteile ernten, die in größeren Mengen vorkommen und auch wirklich verwendet werden.
- Einzelne Pflanzen sorgfältig trennen.
- Blüten erst gegen Mittag ernten, wenn sie aufgeblüht sind und der Morgentau getrocknet ist. Blüten, die kurz vor dem Verwelken sind, sollten Sie stehen lassen, denn sie duften und schmecken nicht mehr.
- Ernten Sie Pflanzen nie restlos ab. Lassen Sie immer etwas stehen, damit sich der Bestand erholen kann. Eine schonende Ernte geschieht am besten mit einer Küchenschere oder mit Daumen und Zeigefinger.
- Meiden Sie Straßenränder und Böschungen als Erntestandorte. Hier finden sich zwar vielfach Schlehen und Rosensträucher, aber sie sind durch die Abgase und den Reifenabrieb nicht mehr zum Verzehr geeignet.
- Meiden Sie auch Feldränder. Die Kulturen, z. B. Mais, sind nicht nur gedüngt, sondern werden auch immer wieder mit Pflanzenschutzmitteln behandelt. Die Feldränder bekommen davon reichlich ab. Wiesen werden mit Gülle gedüngt. Dann sollte schon der Geruch von der Ernte abhalten.
- In der freien Landschaft nicht in Bodennähe ernten, da der Fuchsbandwurmerreger durch Urin übertragen werden kann. Das gilt besonders für Pflanzenteile, die roh verzehrt werden sollen. Als Faustregel gilt: Erwachsene können ab Kniehöhe, Kinder ab Bauchnabelhöhe ernten.
- Vor der Verarbeitung die Pflanzenteile verlesen, waschen und in einem Küchentuch oder einer Salatschleuder trockenschleudern.
- Für Einsteiger bieten Vereine/Volkshochschulen und andere Gruppen organisierte Kräuterwanderungen an.

Trotz aller Vorsichtsmaßnahmen kann es auch einmal zu Verwechslungen und schlimmstenfalls zu Vergiftungen kommen. Bei Übelkeit oder Verdacht auf Vergiftungen rufen Sie daher sofort bei der Informationsstelle gegen Vergiftungen an. Sie erhalten dort rund um die Uhr, 24 Stunden am Tag, eine kostenlose Beratung.
Informationszentrale gegen Vergiftungen der Universität Bonn
Tel: 02 28/1 92 40, Fax: 02 28/2 87 33 14

DER GARTEN ALS RETTUNGS-INSEL FÜR DIE HEIMISCHE TIER- UND PFLANZENWELT

Menschen und Tiere in Mitteleuropa profitieren wenig von Gärten, die mit Zedern und Koniferen bepflanzt sind. Zahllose gefährdete Tierarten, Kerbtiere, Kriechtiere, Vögel, Schmetterlinge und Kleinsäuger, sind auf die heimischen Gewächse angewiesen, weil sie sich seit Jahrtausenden auf diese Nahrungsquellen spezialisiert haben. Von heimischen Gehölzen wie Weißdorn, Schlehe und Holunder leben jeweils Dutzende von Vögeln und bis zu mehreren hundert Kerbtierarten. Mitten in Ballungsräumen sieht man nach der Umgestaltung des Gartens mit heimischen Gewächsen plötzlich lange nicht mehr beobachtete Falter, Vögel und Käfer.

Da Tiere und Pflanzen seit Jahrtausenden aufeinander eingespielt sind, können Tiere die heimischen Pflanzen in viel größerem Maße als exotische Pflanzen nutzen. Einzelne Tierarten, darunter viele seltene Schmetterlingsraupenarten, sind so hochspezialisiert, dass sie nur von einer bestimmten Pflanzenart leben können. Ihr Leben hängt also von Ökosystemen ab, die diesen Pflanzen Platz bieten. Exotische Pflanzen führen aber nicht nur zu einer Verarmung der Artenvielfalt. Die Früchte vom Feuerdorn, Purpurapfel, Kirschlorbeer, Weigelie, Essigbaum und Deutzie sind als Nahrung für unsere Vogelwelt ungeeignet. Die Farbenpracht täuscht oft darüber hinweg, dass die importierten Pflanzen von vielen Tieren nicht genutzt werden können.

Die standortfremden Gehölze versprechen mehr, als sie halten können! Die dottergelben Blüten der Forsythie laden im Frühjahr schon von weitem Hummeln, Bienen und Schmetterlinge ein. Doch sie finden an den üppigen Blüten weder Pollen noch Nektar. Schlimmer noch, manche Arten bedeuten regelrecht eine Bedrohung für die heimische Tier- und Pflanzenwelt. So legt der Schillerfalter seine Eier an Weiden ab, aber auch an Hybridpappeln aus Kanada, die er nicht von der einheimischen Art unterscheidet. Die jungen Raupen sterben ab, da sie das harte Laub der Hybridpappeln nicht beißen können.

Von der Wissenschaft ist bisher nicht vorhersehbar, welche importierten Pflanzen unsere Umwelt bedrohen, welche ausbreitungsfreudig sind und welche nicht. Teilweise braucht es Jahrzehnte, bis Pflanzen die Lebensgrundlage haben, die ihnen eine massenhafte Vermehrung erlaubt. Die Mahonie aus Amerika (*Mahonia aquifolium*) wird seit Jahrzehnten in Europa als Zierpflanze gepflanzt. Erst in den letzten Jahren breitet sie sich bei uns verstärkt in der freien Natur aus. Langsam vermuten immer mehr Experten, dass sie vielleicht einmal die heimische Vielfalt bedrohen wird. Vor hundert Jahren ahnte noch niemand, dass der Riesenbärenklau aus dem Kaukasus (*Heracleum mantegazzianum*), der seit ungefähr 1900 als Bienenweide und Zierpflanze angepflanzt wurde, heute mit großen Unkosten von Umweltbehörden in seiner Ausbreitung eingegrenzt werden muss. Nach all diesen Erfahrungen sollte man mit der Anpflanzung von Exoten vorsichtig umgehen.

Die Vielfalt des Lebens auf der Erde ist für den Menschen ein großer Schatz. Sie bedeutet und sichert Lebensqualität. Jeder Gartenbesitzer kann in seinem kleinen

Ökologischer Wert von Gehölzen

Heimische und exotische Sträucher und Bäume als Futterpflanzen im Vergleich.
So viele Vogelarten fressen die Früchte folgender Arten:

Heimisches Gehölz	Vogelarten	Exotisches Gehölz mit heimischer Verwandtschaft	Vogelarten
Wildapfel (*Malus sylvestris*)	19	Beerenapfel (*M. baccata*)	4
		Toringoapfel (*M. sieboldii*)	3
		Purpurapfel (*M. purpurea*)	2
		Vielblütiger Apfel (*M. floribunda*)	1
Gemeine Berberitze (*Berberis vulgaris*)	19	Thunbergs Berberitze (*B. thunbergii*)	7
Gemeine Felsenbirne (*Amelanchier ovalis*)	21	Kanadische Felsenbirne (*A. canadensis*)	21
Roter Hartriegel (*Cornus sanguinea*)	24	Schwedischer Hartriegel (*C. suecica*)	8
Kornelkirsche (*Cornus mas*)	15	Weißer Hartriegel (*C. alba*)	8
		Gelbholziger Hartriegel (*C. stolonifera*)	2
Schwarze Heckenkirsche (*Lonicera nigra*)	14	Tatarische Heckenkirsche (*L. tatarica*)	7
Blaue Heckenkirsche (*Lonicera coerulea*)	10		
Waldgeißblatt (*Lonicera periclymenum*)	10		
Rote Heckenkirsche (*Lonicera xylosteum*)	8		
Jelängerjelieber (*Lonicera caprifolium*)	7		
Vogelkirsche (*Prunus avium*)	48	Kaukasus-Kirschlorbeer (*P. laurocerasus*)	3
Gemeine Traubenkirsche (*Prunus padus*)	24	Portugal-Kirschlorbeer (*P. lusitanica*)	2
Schlehe (*Prunus spinosa*)	20		
Felsenkirsche (*Prunus mahaleb*)	11		
Späte Traubenkirsche (*Prunus serotina*)	10		
Gemeine Stechpalme (*Ilex aquifolium*)	12	Rote Stechpalme (*I. verticillata*)	5
Vogelbeere (*Sorbus aucuparia*)	63	Bastardmehlbeere (*S. x hybrida*)	4
Elsbeere (*Sorbus torminalis*)	14	Schwedische Mehlbeere (*S. intermedia*)	7
Gemeiner Wacholder (*Juniperus communis*)	43	Virginischer Wacholder (*J. virginiana*)	8
Zwergwacholder (*Juniperus nana*)	6	Chinesischer Wacholder (*J. chinensis*)	1
Eingriffeliger Weißdorn (*Crataegus monogyna*)	32	Lavall's Weißdorn (*C. x lavallei*)	3
Zweigriffeliger Weißdorn (*Crataegus oxyacantha*)	32	Scharlachdorn (*C. intricata*)	2
		Blutroter Weißdorn (*C. sanguinea*)	1
		Exotisches Gehölz mit heimischer Verwandtschaft	
		Azaleen (*Rhododendron*-Sorten)	0
		Essigbaum (*Rhus typhina*)	2
		Gleditschie (*Gleditsia triacanthos*)	4
		Feuerdorn (*Pyracantha coccinea*)	4
		Flügelnuss (*Pterocarya fraxinifolia*)	3
		Forsythie (*Forsythia x intermedia*)	0
		Rhododendron (*Rhododendron*-Arten und -Sorten)	0
		Trompetenbaum (*Catalpa bignonioides*)	2

Durchschnitt: **heimische Gehölze: 21 Vogelarten**   **exotische Gehölze: 4 Vogelarten**

Quelle: Reinhard Witt, Der Naturgarten, © 2001 BLV Verlagsgesellschaft mbh, München

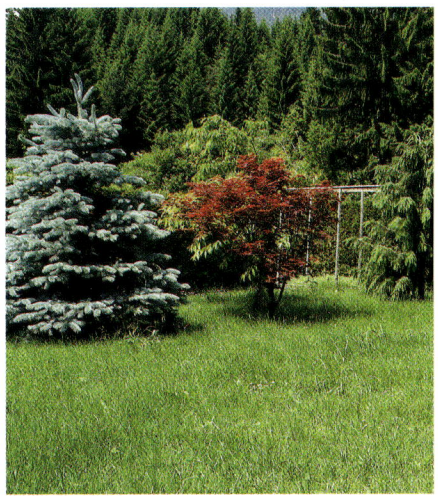

Verschiedene Vorstellungen vom Garten: eine summende kulinarische Hecke (oben) und Eintönigkeit aus Rasen und Koniferen (unten).

Die Gourmet-Hecke im eigenen Garten

Hohe Hecke für größere Gärten
Länge 13 bis 15 Meter, Durchmesser etwa vier Meter, Pflanzabstand 1,5 bis zwei Meter

(CA) (CA) (SA) (SN) (SNA) (MG) (PI) (CM)
(RN) (RR) (RI) (RU) (RF) (RC) (PS)

Wald-Hasel (*Corylus avellana*): CA
Eberesche *(Sorbus aucuparia)*: SA
Schwarzer Holunder (*Sambucus nigra*): SN
Weißer Holunder (*Sambucus nigra „Alba")*: SNA
Mispel *(Mespilus germanica)*: MG
Krieche (*Prunus insititia)*: PI (die Krieche ist eine wilde Urform der Pflaume und nicht im gewöhnlichen Handel erhältlich, Bezug über Ahornblatt, siehe *Bezugsquellen*)
Herlitze (*Cornus mas*): CM
Wilde Schwarze Johannisbeere (*Ribes nigrum*): RN
Wilde Rote Johannisbeere (*Ribes rubrum*): RR
Wilde Himbeere (*Rubus idaeus*): RI
Stachelbeere (*Ribes uva-crispa)*: RU (Die heimische Wildstachelbeere ist leider anfällig für den eingeschleppten amerikanischen Mehltau. Neuzüchtungen sind Kreuzungen mit nichteuropäischen Arten. Zu empfehlen sind daher alte, mehltauverträgliche Auslesen der heimischen Art, z.B. „Weiße Triumph" und „Rote Artner".)
Brombeere (*Rubus fruticosus)*: RF (Die meisten im Handel angebotenen Brombeeren sind amerikanische oder asiatische Arten. Heimische Sorten sind „Thornless Evergreen", allgemein erhältlich, und Rubus bifrons, die Zweifarben-Brombeere, erhältlich bei Ahornblatt, siehe *Bezugsquellen*)
Großfrüchtige Kratzbeere (*Rubus caesius,* Auslese): RC (großfrüchtige Auslese der wilden Kratzbeere, erhältlich bei Ahornblatt, siehe *Bezugsquellen*)
Schlehe (*Prunus spinosa)*: PS

Mittelstrauchhecke für kleinere Gärten
Länge etwa sieben Meter, Durchmesser etwa zwei Meter, Pflanzabstand ein Meter.

(RU) (RU) (RP) (RS) (PS) (AO)
(FV) (Bodendecker)

Stachelbeere (*Ribes uva-crispa*): RU (s.l.)
Faltblättrige Brombeere (*Rubus plicatus)*: RP (aufrechte, nicht wuchernde heimische Wildart, erhältlich bei Ahornblatt, siehe *Bezugsquellen*)
Pillnitzer Vitaminrose (*Rosa x salaevensis „PiRo3")*: RS (Auslese eines Naturbastardes zwischen Alpen-Hecken- und Schuttrose; auf Wurzelechtheit achten!)
Schlehe (*Prunus spinosa)*: PS
Echte Felsenbirne (*Amelanchier ovalis)*: AO (Im gewöhnlichen Handel sind nur amerikanische Arten, auch wenn sie als *Amelanchier ovalis* bezeichnet werden, Bezugsquelle für heimische Pflanzen bei Ahornblatt, siehe *Bezugsquellen*)
Wald-Erdbeere (*Fragaria vesca)*: FV

Bei beiden Vorschlägen sind die Pflanzen so angeordnet, dass die Schattenverträglichkeit von links nach rechts abnimmt. Im Übrigen sind die genannten Arten sehr anpassungsfähig. Schwierigkeiten könnte es nur bei extremen Bedingungen (stauende Nässe, reiner Sand) geben.

Beim Pflanzenkauf ist grundsätzlich auf Sortenechtheit und Wurzelechtheit (keine „Veredelungen" auf Unterlage) zu achten. Für Sortenechtheit ist es wichtig, immer mit dem korrekten lateinischen Namen zu bestellen und die Übereinstimmung auch zu kontrollieren.

Dr. Norbert Kleinz, Mainz

Rahmen dazu beitragen, dass sie erhalten bleibt. Jeder Garten kann eine Rettungsinsel für die heimische Tier- und Pflanzenwelt und dazu noch ein gesundes, kulinarisches Erlebnis für den Menschen sein. Inzwischen gibt es in ganz Deutschland Gärtnereien, die sich sortenechten heimischen Wildpflanzen und wurzelechten Züchtungen verpflichtet fühlen. Sie haben sich im Verband „Naturgarten e.V." zusammengeschlossen (siehe *Bezugsquellen*).

ÜBERLEBENSMITTEL WILDPFLANZE –
Das Jahr der wilden Kräuter, Blüten und Früchte

Die in diesem Buch vorgestellten Pflanzen sind so ausgewählt, dass auch Anfänger keine Risiken eingehen. Sie sind:
- besonders häufig und eindeutig zu erkennen,
- bieten Vielfalt,
- unterliegen keinen besonderen Naturschutzbestimmungen,
- ermöglichen eine Ernte zu jeder Jahreszeit.

Bei dem Versuch, die Erntezeiten der ausgewählten Pflanzen dem Jahresverlauf zuzuordnen, stellte sich heraus, dass besonders im Frühjahr viele Blätter und Blüten „im Angebot" sind. Erstaunt hat uns auch, dass sich tatsächlich das ganze Jahr über wilde Genüsse in der freien Landschaft finden lassen. Wir haben daher für dieses Buch die Jahreszeiten etwas umorganisiert und sie an das Jahr der wilden Kräuter, Blüten und Früchte angepasst. Dabei kristallisierten sich fünf Jahreszeiten heraus:

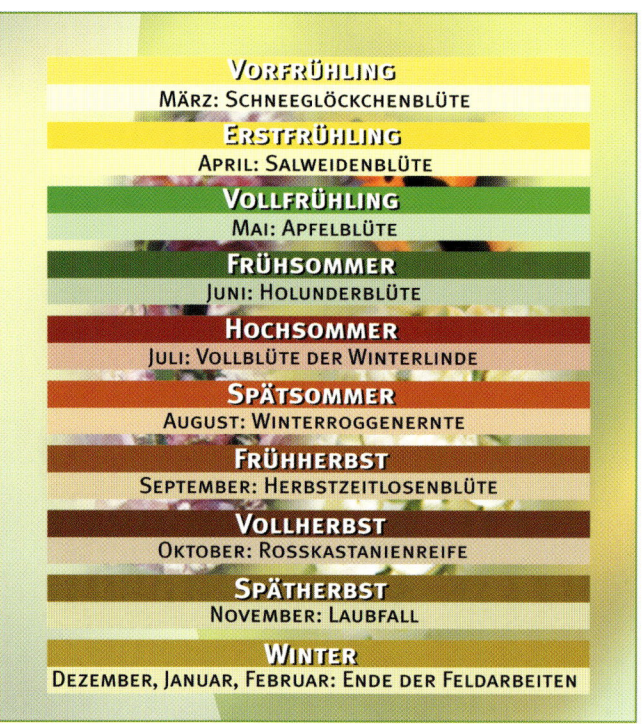

Die zehn Jahreszeiten der Pflanzenphänologie.

VORFRÜHLING
MÄRZ: SCHNEEGLÖCKCHENBLÜTE

ERSTFRÜHLING
APRIL: SALWEIDENBLÜTE

VOLLFRÜHLING
MAI: APFELBLÜTE

FRÜHSOMMER
JUNI: HOLUNDERBLÜTE

HOCHSOMMER
JULI: VOLLBLÜTE DER WINTERLINDE

SPÄTSOMMER
AUGUST: WINTERROGGENERNTE

FRÜHHERBST
SEPTEMBER: HERBSTZEITLOSENBLÜTE

VOLLHERBST
OKTOBER: ROSSKASTANIENREIFE

SPÄTHERBST
NOVEMBER: LAUBFALL

WINTER
DEZEMBER, JANUAR, FEBRUAR: ENDE DER FELDARBEITEN

- Frühling: März/April
- Frühsommer: Mai/Juni
- Sommer: Juli/August
- Herbst: September/Oktober
- Winter: November, Dezember, Januar, Februar

Eine kleine Einteilung der Jahreszeiten, die sich rein auf Beobachtungen beruft, kennt auch die so genannte „pflanzenphänologische" Forschung. Die Pflanzenphänologie ist die Lehre von den natürlichen Erscheinungsformen der Pflanzen. Sie geht sogar von zehn Jahreszeiten aus (siehe Grafik *oben*). Die zehn Jahreszeiten richten sich nach eigens dafür festgelegten Signalpflanzen und Signalereignissen. Das sind z. B. der Blütenbeginn einer Art, die ersten Blätter, das Aufreißen der Knospenhülle oder die Reife der ersten Früchte.

Es macht viel Freude, nach diesem Beispiel einen eigenen pflanzenphänologischen Kalender zu führen, und die Jahreszeiten und ihre Ereignisse in ein Tagebüchlein einzutragen. So kann man seinen eigenen Kalender mit eigenen Jahreszeiten entwickeln, der z. B. zu den Ereignissen im eigenen Garten passt, oder zu dem, was vom Fenster aus täglich sichtbar wird. So ein Kalender kann ein erster Schritt sein, das Jahr wieder mit allen Sinnen und natürlich auch kulinarisch wahrzunehmen.

Im Frühling

„Machen Sie sich einen schönen Lenz!" Der Frühling ist wie ein Startschuss in ein neues Leben. Was monatelang im Kühlschrank des Winters versunken war, bricht temperamentvoll hervor. Der Frühling ist eine Zeit ständiger Wechsel und voller Widersprüche. Es gibt frostklirrende Nächte genauso wie wärmende Sonnenstrahlen. Seine Gerüche und Geräusche sind tief in unserem Unterbewusstsein verankert. Kindheitserinnerungen beziehen sich oft auf den Frühling. Die ersten Blumen, die erschnuppert wurden, die Düfte von Garten und Wald. Sie sind im Frühjahr besonders einprägsam und bleiben ein Leben lang unvergesslich.

Wir sehnen keine andere Jahreszeit so herbei wie den Frühling. Er erscheint nach langen Wintermonaten immer wieder wie eine Erlösung aus grauer Starre, wie ein Versprechen auf einen grandiosen Sommer.

„Laue Luft kommt angeflossen,
Frühling, Frühling soll es sein!"
Joseph von Eichendorff (1788–1857)

Im alten römischen Kalender war der März sogar der erste Monat des Jahres. Und tatsächlich beginnt mit dem März das Jahr der Natur, sofern man von einem Anfang oder Ende sprechen kann. Das Jahr ist nur einer von vielen Kreisläufen. Und doch kommt der März deutlich als Neubeginn daher. Er bricht die Macht des Winters. Kaum ist der Schnee geschmolzen, blühen Huflattich, Buschwindröschen und Schlüsselblumen um die Wette. Die ersten Blumen, die nach langer Winternacht hervorsprießen erschienen „zauber"haft. Die Amselmännchen besetzen ihre Reviere. Der Kuckuck ruft, und man greift unwillkürlich in die Hosentasche, denn eine Volksweisheit sagt: Wer den Kuckuck im Frühjahr das erste Mal hört und Geld bei sich hat, wird es auch im ganzen Jahr zur Verfügung haben!

Immer mehr Vogelstimmen begleiten die täglich etwas früher aufgehende Sonne. Im Frühjahr strotzen die Pflanzen vor Vitalität. Nie wieder im Jahr ist das Grün so frisch und schmackhaft und die Knospen und Keime so voller Kraft. Die knackigen Blattspitzen recken sich uns entgegen und die „Un"kräuter sind für Feinschmecker die reinste Freude.

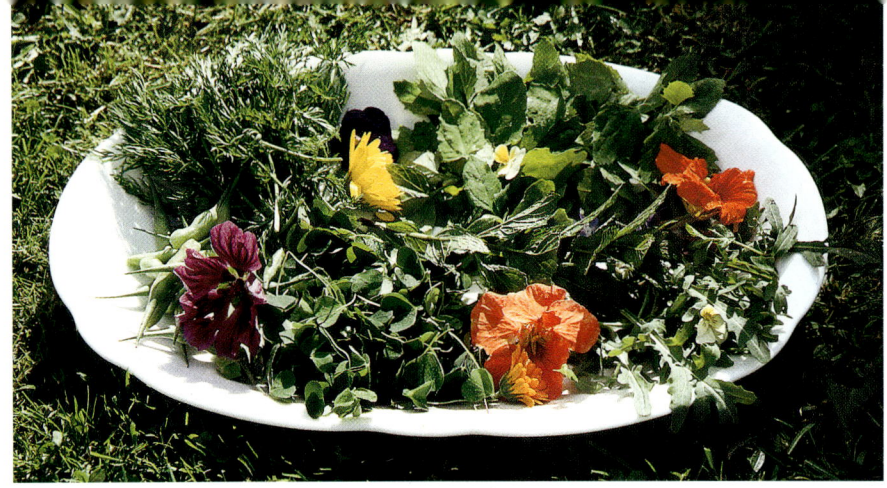

Viele Blüten sind essbar und gleichzeitig eine ausgefallene Dekoration für den Wildsalat, z. B. Kapuzinerkresse, Borretsch oder Ringelblume.

Blätter waschen und trockenschleudern. Wenn nötig grob schneiden und in eine Schüssel geben. Mit den Blüten garnieren. Die Salatsauce extra servieren.

Varianten

Zu allen Wildkräutersalaten passen Sprossen, wie Rettich oder Kichererbsensprossen. Inzwischen gibt es auch Samen von Wildkräutern, die man selbst versprossen kann, z.B. von Rotklee, der gleichzeitig wertvolle Phytoöstrogene enthält. Studien haben ergeben, dass diese hormonähnlichen Substanzen Wechseljahrsbeschwerden lindern können (Adressen: siehe *Bezugsquellen*). Genauso passen zu allen Wildkräutersalaten Sonnenblumenkerne, gehackte Haselnusskerne, Walnusskerne, Mandeln, Kürbiskerne oder Buchweizen, der in der trockenen Pfanne kurz angeröstet wird. Getrennt servieren.

Wildkräutersuppe, die „Ursuppe"

Die Wildkräutersuppe schmeckt am besten im Frühjahr. Doch alle Wildpflanzensuppen lassen sich begrenzt auch mit reiferen Pflanzen und älteren Blättern herstellen, da die Blätter durch das Kochen weich werden. Für eine Wildkräutersuppe eignen sich die Blätter der folgenden Pflanzen: Giersch, Bärlauch, Löwenzahn, Brennnessel, Taubnessel, Sauerampfer, Vogelmiere, Sauerklee.

UNKRAUT À LA CARTE: BASISREZEPTE

■ Schnell, preiswert und im wahrsten Sinne des Wortes: kinderleicht

Die Basisrezepte sind die Rezepte, mit denen besonders einfach und schnell Wildkräuter und Früchte im Kochtopf landen. Sie sind Küchenklassiker und ermöglichen den breiten Einsatz von Wildpflanzen in der ganz normalen täglichen Küchenpraxis. Mit diesen Rezepten ist es gerade auch für Anfänger und Kinder einfach, wenigstens einmal in der Woche etwas Eigenes in der Küche zu zaubern. Durch die Wildkräuter wird es immer etwas Besonderes sein.

Der Salat

Alle Wildpflanzensalate schmecken kräftiger als Salate aus dem Supermarkt. Daher passt eher eine milde Joghurtsauce. Geerntet werden immer die jungen, frischen Spitzen und neuen Blätter. Die Mischung ist je nach Jahreszeit immer etwas anders, die Dekoration mit essbaren Blüten ebenso: Salatpflanzen sind Giersch, Löwenzahn, Taubnessel, Sauerampfer, Vogelmiere, Sauerklee. Auch die jungen Blätter der Brombeere (siehe *Seite 69*) und des Weißdorns (siehe *Seite 85*) sind eine Bereicherung für jeden Salat.
Blüten: Gänseblümchen, Malve, Borretsch, Wildrose, Ringelblume, Kapuzinerkresse, Schnittlauchblüte, Bärlauchblüte, Veilchen.

Wildkräutersalatsauce	
250 g	Sahnejoghurt oder
200 g	Joghurt und 50 g Sahne
3 EL	Milch
1 TL	Senf
½ EL	Ketchup
¼ EL	pürierter Apfel oder
1 EL	Apfeldicksaft
1 EL	Zitronensaft
	Salz, weißer Pfeffer

Alle Zutaten verrühren. Mit Salz und Pfeffer abschmecken.

Wildkräutersuppe

(für 4 Personen)

2	Zwiebeln
	Knoblauchzehen
	nach Geschmack
	Pflanzenöl
2 große	Kartoffeln
½ l	Weißwein
1 l	Wasser
250 g	Wildkräuterblätter
	nach Angebot
	Gemüsebrühe
	Salz, weißer Pfeffer
	Muskatnuss
	Crème fraîche

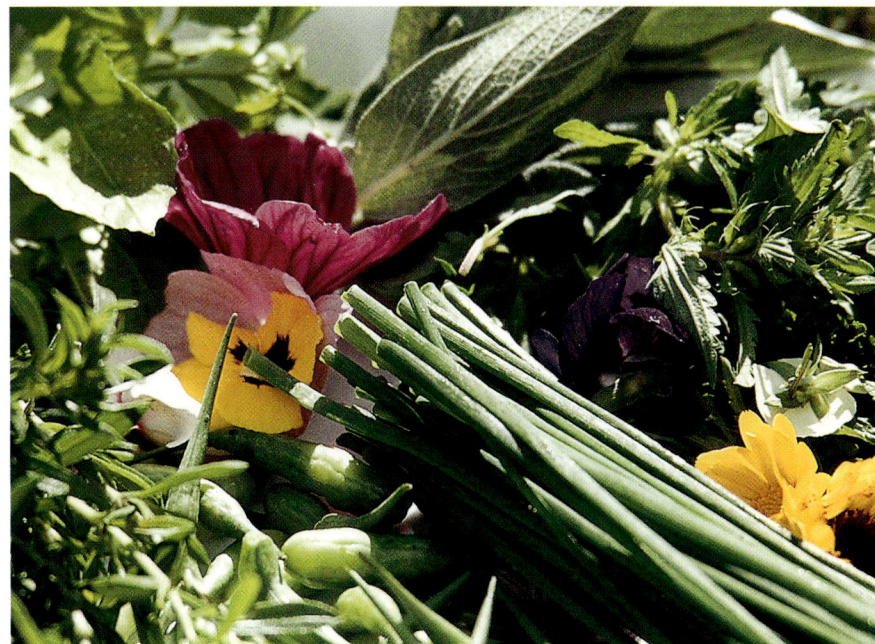

„Die Blüte ist das Lächeln der Pflanze." **Peter Hille**

Zwiebeln und Knoblauch würfeln und in dem Öl glasig dünsten. Kartoffeln schälen, klein würfeln und dazugeben, mit dem Weißwein ablöschen, mit Wasser auffüllen und kochen. Die Kräuter waschen und trockenschleudern. Einige Blätter zum Garnieren zur Seite legen. Wenn die Kartoffeln weich sind, herunterschalten, die Kräuter in die Suppe geben und in der heißen Suppe kurz garen (nicht mehr kochen). Alles mit dem Stabmixer pürieren. Mit Gemüsebrühe, Salz, Pfeffer und Muskatnuss abschmecken. Die Suppe in vorgewärmten Tellern mit einem Klacks Crème fraîche servieren. Nach Angebot mit Blüten servieren, z. B. Gänseblümchen, Malve, Borretsch oder Klee. Dazu passen Croûtons oder ein Stück Vollkornbrot.

Wildkräuteromelett

Als Wildkräuter für ein Omelett kommen die jungen, frischen Spitzen und neuen Blätter in Frage. Die Mischung ist je nach Jahreszeit immer etwas anders, genauso die Dekoration mit essbaren Blüten: Geeignete Wildkräuter: Giersch, Löwenzahn, Taubnessel, Sauerampfer, Vogelmiere, Sauerklee. Blüten zur Dekoration: Gänseblümchen, Malve, Borretsch.

Wildkräuteromelett

(für 4 Personen)

8	Eier
4 EL	klein gehackte
	frische Wildkräuter
	Salz, schwarzer Pfeffer,
	frisch gemahlen
	Butter
4 EL	geriebener Käse
1 Hand voll	junger Blätter

Eier mit dem Schneebesen schaumig schlagen. Die Wildkräuter zugeben. Mit Pfeffer und Salz würzen. Butter in einer Pfanne schmelzen. Wenn sie zu schäumen beginnt, ein Viertel der Eiermasse dazugeben und einen Esslöffel Käse darüber streuen. Wenn das Omelett zu stocken beginnt und die Ränder fest werden, mit einem Holzspatel vorsichtig anheben, von den Rändern zur Mitte ziehen und die noch flüssige Eimasse darunter fließen lassen. Sobald das Omelette gestockt, aber noch cremig ist, die gewaschenen und trockengeschleuderten ganzen Blätter auf die Oberfläche geben und zusammenklappen. Das Omelett sofort auf vorgewärmten Tellern servieren. Mit einer Blüte garnieren.

BÄRLAUCH –
Der Jungbrunnen

Botanischer Name:
Allium ursinum (Liliaceae)
Andere Namen: Bärenlauch, Wilder Knoblauch, Hexenzwiebel, Waldknoblauch, Zigeunerlauch.
In Österreich: Hexenknofel
Verwendbare Pflanzenteile:
Blätter, junge Blütenstände, Einzelblüten, Zwiebeln
Doppelgänger: Herbstzeitlose, Maiglöckchen, Weißwurz (*siehe Seite 25*)
Inhaltsstoffe/Wirkstoffe: Lauchöl, Flavonoide, Biokatalysatoren, Fructosane, reichlich Vitamin C (Ascorbinsäure), Chlorophyll
Wirkung: siehe *Seite 25*

■ Botanik

Der Bärlauch gehört zur Familie der Lauchgewächse (Liliengewächse). Die Waldpflanze bevorzugt schattige feuchte Laubwälder. Man findet Bärlauch aber auch in Auen und an Bächen. Die ersten Blätter erscheinen Ende Februar. Sie sind langstielig, oval bis lanzettig geformt. Im März/April zeigen sich die weißen doldenartigen Blütenstände. Die ganze Pflanze verströmt eine starken Knoblauchgeruch. Nach der Blüte zieht sich die Pflanze völlig in die Zwiebel zurück, um so zu überwintern. Die Bärlauchpflanze kann im November leicht ausgegraben und zur Vermehrung versetzt werden. Bärlauch lässt sich aber auch einfach aus Samen ziehen. Dazu sammelt man den Samen etwa Ende Mai ein, wenn die Blätter gelb geworden sind. Der Samen muss dunkel, kühl und trocken bis zum

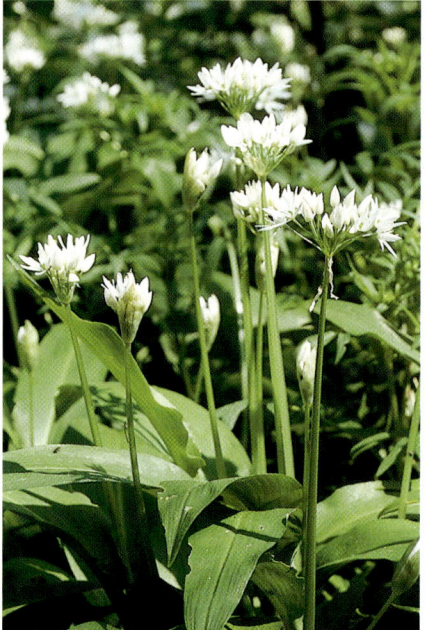

Die Blätter, Blüten und auch die Zwiebeln des Bärlauchs erinnern in Geruch und Geschmack deutlich an Knoblauch.

nächsten Frühjahr aufbewahrt werden und Anfang März auf ein feuchtes Saatbeet gesät werden. Die Jungpflanzen lassen sich dann in eine feuchte, schattige Stelle im Garten umsetzen.

■ Doppelgänger

Der Bärlauch hat leider sehr giftige Doppelgänger. Daher ist es wichtig, die Blätter sorgfältig abzuschneiden, statt einfach abzureißen. Dann braucht man eigentlich nur noch „der Nase nachzugehen", denn der starke Knoblauchgeruch, besonders beim Zerreiben zwischen den Fingern, ist ein untrügliches Kennzeichen dafür, dass es sich

auch tatsächlich um Bärlauch und nicht um die giftigen Herbstzeitlose oder Maiglöckchen handelt.
Die Herbstzeitlose (*Colchicum autumnale, Liliaceae*) ist tatsächlich ein gefährlicher Doppelgänger des Bärlauchs, denn sie ist sehr giftig. Schon 100 Gramm der frischen Blätter können tödlich wirken. Die Blätter der Herbstzeitlosen sind fleischiger und auf der Oberseite stark glänzend, und sie haben keinen deutlichen Blattstiel. Vor allem aber riecht und schmeckt die Herbstzeitlose nicht nach Knoblauch. Sie ist geruchlos und schmeckt herbbitter.
Das Maiglöckchen (*Convallaria majalis, Liliaceae*) hat im Gegensatz zum Bärlauch eine lange oberirdische Blattscheide. Außerdem ist die Blattunterseite glänzend, die des Bärlauchs matt.
Bei der Weißwurz, auch Salomonssiegel genannt (*Polygonatum sp., Liliaceae*), sitzen die Blätter abwechselnd rechts und links und nicht in Blattrosetten wie beim Bärlauch.

■ Geschichte und Mythos

Bereits im achten Jahrhundert bezeichnete Karl der Große in seiner „*Capitulare de villis et curtis imperialibus*", der „*Verordnung über die Krongüter und Reichshöfe*", den Bärlauch als eine „anbauwürdige Gartenpflanze". Danach wurde der Bärlauch jahrhundertelang als Heil- und Gewürzpflanze kultiviert. Im letzten Jahrhundert geriet er in Vergessenheit, bis er vor wenigen Jahren von experimentierfreudigen Köchen wiederentdeckt wurde. Heute ist der Bärlauch so beliebt, dass man ihn auf gut sortierten Wochenmärkten wieder kaufen kann. In der Volksheilkunde und in magischen Praktiken spielte der Bärlauch offenbar kaum

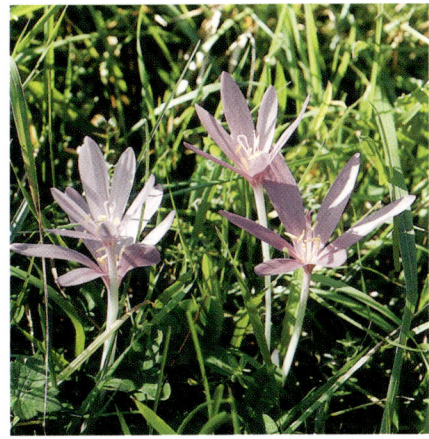 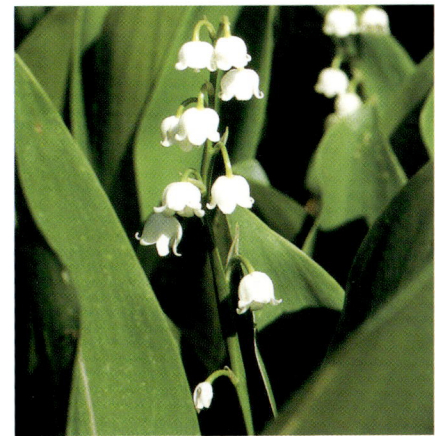 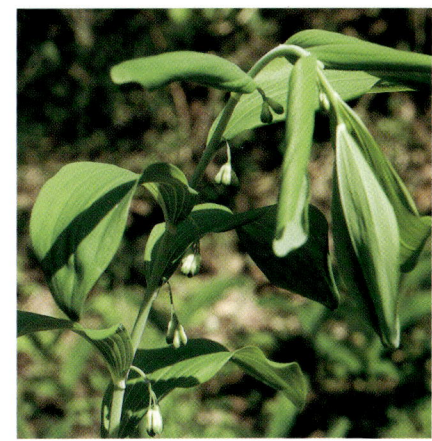

Die Doppelgänger des Bärlauchs: Die giftige Herbstzeitlose (links), die man vor der Blüte verwechseln kann. Achten Sie dann auf die Blätter: Die der Herbstzeitlosen sind fleischiger und auf der Oberseite stark glänzend, auch haben sie keinen deutlichen Blattstiel. Das Maiglöckchen (Mitte) hat im Gegensatz zum Bärlauch eine lange oberirdische Blattscheide. Außerdem ist die Blattunterseite glänzend, die des Bärlauchs matt. Bei der Weißwurz (rechts) sitzen die Blätter abwechselnd rechts und links und nicht in Rosetten. Das einfachste Unterscheidungsmerkmal: Kein Knoblauchgeruch!

eine Rolle, denn es finden sich zwar Berichte über die anderen Laucharten, wie Zwiebeln und Knoblauch, aber wenig über Bärlauch. Doch es gibt auch Ausnahmen, wie das Kräuterbuch von Pfarrer Kuenzle, darin steht: *„Wohl kein Kraut der Erden ist so wirksam zur Reinigung von Magen, Gedärmen und Blut wie der Bärlauch."*

■ Wirkung

Bärlauch wirkt auf den Körper ähnlich wie Knoblauch. Verantwortlich dafür sind in erster Linie die Scharfstoffe im Bärlauchöl und deren biochemische Abbauprodukte. Ein gemeinsames Merkmal aller Lauchgewächse wie Zwiebeln, Knoblauch und auch Bärlauch ist ihr Gehalt an ätherischem, schwefelhaltigen Öl, das Fäulnisbakterien und Entzündungen hemmt. Neuere Studien geben Hinweise darauf, dass Bärlauch auch gegen hohen Blutdruck und bei Leberleiden hilft. In der Naturheil-

kunde wird Bärlauch bei Magen- und Darmstörungen, gegen Blähungen, Appetitlosigkeit und Schwächezustände eingesetzt. Die Patienten nehmen das frisch gehackte Kraut roh als Medizin zu sich. Viele, die den Bärlauch schätzen, sind sogar der Meinung, dass der Bärlauch dem Knoblauch in seinen, auch wissenschaftlich bestätigten, positiven Wirkungen weit überlegen ist. Der Knoblauch habe durch die Jahrtausende der Kultivierung viel von seiner ursprünglichen Kraft eingebüßt, während der Bärlauch noch ein echtes Wildkraut ist.

■ Ernte und Kulinarisches

Vom Bärlauch kann man grundsätzlich alle Pflanzenteile verwenden. Den besten Geschmack liefern jedoch die jungen Blätter im März, die das volle Aroma und die ganze Kraft des Frühlings enthalten. Die beste Sammelzeit für den Bärlauch, wie

auch alle anderen Kräuter ist der Vormittag. Dann ist er noch im wahrsten Sinne des Wortes „taufrisch". Bärlauchblätter sind am schmackhaftesten, bevor die Pflanze blüht. Da man Bärlauch nicht lange aufbewahren oder trocknen kann (siehe Küchentipps), sollte man die Zeit von Anfang März an, wenn die ersten kleinen Blättchen aus dem Boden kommen, bis Ende Mai gut nutzen. Unübertroffen schmeckt Bärlauch frisch nach der Ernte. Er muss nur kurz gewaschen und in einem Küchentuch trockengeschleudert werden. Klein geschnitten und mit etwas Salz gewürzt schmeckt er besonders köstlich auf einem frischen Stück Bauernbrot mit Butter. Viele meinen, die älteren Blätter wären giftig. Das stimmt nicht. Sie werden nur derber im Aroma. Klein gehackte, rohe Bärlauchblätter würzen Suppen, Salate, Gemüse, Risotto und Frischkäse. Zu warmen Gerichten wird der Bärlauch erst zum

Schluss dazugegeben, denn gekocht verliert er etwas an Geschmack. Er ist trotzdem eine ideale Basis für eine Suppe und lässt sich wie Spinat verarbeiten. Mit Brennnesselblättern zusammen ergibt er einen wunderbaren Wildkräuterspinat. Die weißen Blüten des Bärlauchs schmecken angenehm süß und zart nach Knoblauch. Sie sind eine dekorative Zutat zu vielen Gerichten.

■ Küchentipps

Das Aroma des Frühjahrs lässt sich mit Bärlauch wunderbar in den Winter retten. Dazu wäscht man Bärlauch kurz, blanchiert ihn und friert ihn ein, jedoch verliert er bei diesem Prozess etwas an Geschmack. Besser hält sich das Aroma, wenn man Bärlauch mit Hilfe eines Fleischwolfes oder eines Stabmixers zu Mus verarbeitet und ihn ohne weitere Zutaten einfriert. Dazu verwendet man am besten kleine Schraubgläser und keine Plastikgefäße, denn Kunststoffe nehmen das Knoblaucharoma an. Alternativ können Sie Bärlauchbutter herstellen, indem Sie frischen Bärlauch in Streifen schneiden, reichlich in weiche Butter einarbeiten und einfrieren. Das ergibt einen Vorrat an

Bärlauchwürze für das ganze Jahr, der schnell zur Hand ist.

Glücklich, wer immer ein kleines Glas Bärlauchmus oder -butter im Kühlschrank hat, um den wunderbaren Geschmack an Suppen, Soßen oder in den Quark zu bringen.

Bärlauchöl

Für die Herstellung von Bärlauchöl wäscht man gut zwei Hände voll frischer Bärlauchblätter und schleudert sie im Küchentuch vorsichtig gut trocken oder lässt sie an einem luftigen, schattigen Ort trocknen. Anschließend grob schneiden und in ein dicht schließbares Glas füllen. Mit kaltgepresstem Raps- oder Olivenöl übergießen und drei Wochen kühl und dunkel ziehen lassen. Abseihen. Fertig ist ein wunderbares Würzöl, das den Geruch des Frühjahrs auch noch im Winter in die Nase steigen lässt.

Bärlauchöl oder auch -essig kann man auch herstellen, indem man die frischen Blätter im Mörser zerreibt und dann in die Flüssigkeit gibt. Das sieht zwar nicht so gut aus wie geschnittene Blätter in der Flasche, aber der Geschmack wird kräftiger.

Auch eine Bärlauchpaste ist geeignet, das Aroma über das Jahr zu bringen. Dazu werden die frischen, jungen Blätter durch den Fleischwolf gedreht oder püriert. Anschließend wird die Masse mit Salz und einem guten kaltgepressten Pflanzenöl verrührt. Auf 100 g Bärlauch kommen ca. 10 g Salz und 1 dl Öl. Die Paste in dunkle Gläser füllen, gut

Bärlauchblätter mit Olivenöl übergießen und ziehen lassen – fertig ist ein Würzöl, das auch im Winter an Frühling erinnert.

verschließen und kühl aufbewahren. Sie ist ein wunderbares Universalgewürz für alle Gelegenheiten, besonders wenn ein Hauch von Knoblauch fehlt.

Ein anderer gesunder Tipp ist die Bärlauchtinktur: Dazu holt man im November die Zwiebel aus der Erde (siehe Botanik), wäscht sie, schneidet sie klein und setzt sie mit klarem Schnaps an. Die Zwiebeln sollen gerade mit Alkohol bedeckt sein. Nach sechs Wochen an einem warmen Platz abseihen und fertig ist ein gesunder Aufgesetzter mit der Kraft, die wir im Frühling besonders brauchen.

Wilde Frühlingsrolle	
(für 4 Personen)	
500 g	junge Bärlauchblätter
500 g	Brennnesseln (oder auch Blattspinat)
500 g	Blätterteig
	weiche Butter
1 große	Zwiebel
	kaltgepresstes Olivenöl
400 g	Schafskäse
	Salz, Pfeffer

Blätter waschen und blanchieren, das heißt kurz, etwa eine Minute, in sprudelnd kochendes Wasser geben. Abgießen und auskühlen lassen. In der Zwischenzeit den Blätterteig ausrollen und dünn mit Butter bestreichen. Die Zwiebel würfeln und in dem Olivenöl leicht bräunen, den Schafskäse würfeln. Die Blätter gleichmäßig auf dem Teig verteilen, die Zwiebeln und den Schafskäse dazugeben, salzen und pfeffern. Den belegten Teig aufrollen. Im vorgeheizten Backofen bei 180 °C etwa 45 Minuten backen.

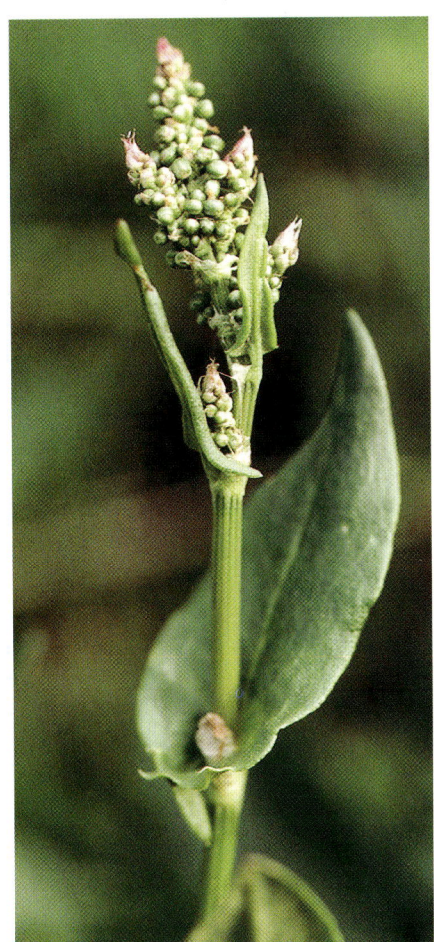

SAUERAMPFER –
Der Frischekick

Botanischer Name: *Rumex acetosa (Polygonaceae)*
Andere Namen: Großer Ampfer, Säuerling, Salatampfer, Sauergras, Sauerknöterich, Lauskraut
Verwendbare Pflanzenteile: junge Blätter, das Kraut
Doppelgänger: es gibt mehrere Sauerampferarten, die sich in Größe und Standortvorlieben unterscheiden.
Sie sind grundsätzlich alle genießbar, so dass keine Gefahr für Vergiftungen besteht.
Inhaltsstoffe/Wirkstoffe: Vitamin C, Primäres Kaliumoxalat, Oxalsäure, Flavonglykosid.
Wirkung: bei übermäßigem Verzehr: Durchfall, Schluckbeschwerden und Schwierigkeiten beim Wasserlassen.

Der Sauerampfer liebt die Feuchtigkeit und bevorzugt feuchte Wiesen, Bachufer und Gebüschränder.

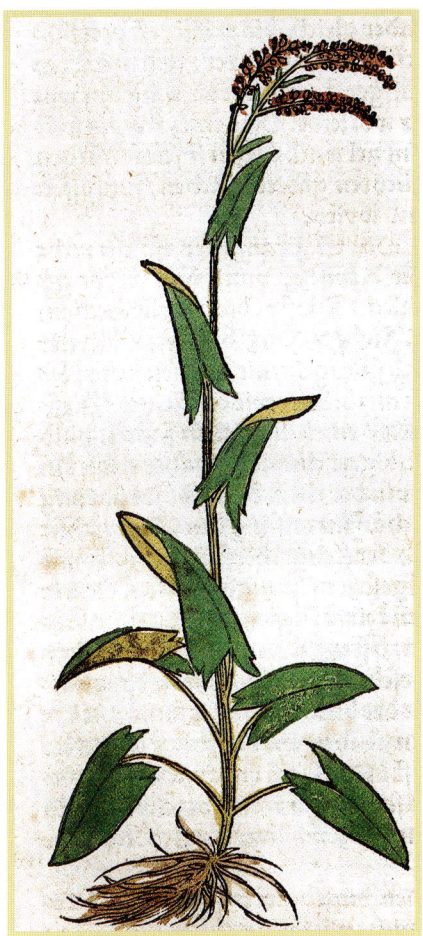

Hieronymus Bock: „Teutsche Speißkammer", Straßburg 1560

Ein Sauerampfer auf dem Damm
Stand zwischen Bahngleisen,
Machte vor jedem D-Zug stramm,
Sah viele Menschen reisen.

Und stand verstaubt und schluckte Qualm
Schwindsüchtig und verloren,
Ein armes Kraut, ein schwacher Halm,
Mit Augen, Herz und Ohren.

Sah Züge schwinden, Züge nahn.
Der arme Sauerampfer
Sah Eisenbahn um Eisenbahn,
Sah niemals einen Dampfer.

Joachim Ringelnatz (1883–1934)

■ Botanik

Der Sauerampfer ist eine Pflanze Mitteleuropas. Er liebt die Feuchtigkeit und bevorzugt deshalb feuchte Wiesen, Bachtäler und Gebüschränder. Die Pflanze gehört zur Familie der Knöterichgewächse und hat einen weit verzweigten, kräftigen Wurzelstock, der sie sehr ausdauernd macht. Aus ihm treiben im Frühjahr pfeilförmige Blätter, die eine Rosette bilden. Später entwickelt der Sauerampfer grasgrüne, große, saftige Blätter. Die Blüten erscheinen von April bis Mai. Sie sind klein und unscheinbar. Ihre Farbe ist rötlich-grün. Aus den Blüten entwickeln sich schwarze Nussfrüchte.

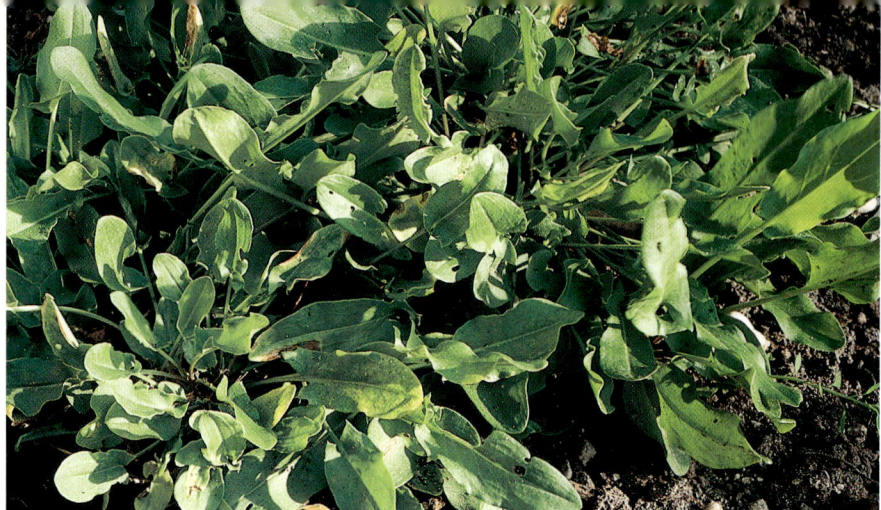

Sauerampfer ist kurz vor oder zu Beginn der Blütezeit am schmackhaftesten. Die Blätter sammelt man von März bis Mai. Gerade die Herzblätter der Rosette sind besonders delikat.

■ Geschichte und Mythos

Der Sauerampfer ist seit Jahrhunderten als Sammelnahrung bekannt. Er war wegen seines frischen säuerlichen Geschmacks bei Kindern sehr beliebt. „Sauer macht lustig", sagt der Volksmund, und das trifft auch bei Sauerampfer zu. Lange glaubte man allerdings auch, dass der Verzehr von Sauerampfer Läuse verursache. In Hungerzeiten, wenn auch mehr Wildkräuter verzehrt wurden, trat auch vermehrt Ungeziefer auf. Das wurde mit dem Sauerampfer in Verbindung gebracht, denn die kleinen Früchte des Sauerampfers ähneln entfernt Läusen. Solche Rückschlüsse stammen aus der alten Signaturlehre, die Ähnlichkeiten als Anzeichen für Zusammenhänge sah (vergleiche: „similia similibus", *Seite 28*). Die Samen des Sauerampfers sollten gegen Durchfall des Viehs helfen. Dazu räucherte man die Ställe mit Sauerampfer aus oder mischte den Samen unters Futter. Im deutschen Aberglauben finden sich Anweisungen, wie die auffälligen Wurzelformen des Sauerampfers gedeutet werden

können. Wenn eine junge Frau bei der Feldarbeit Sauerampfer vorfindet, soll sie die Wurzel ausgraben und schauen, wohin sie zeigt. Aus dieser Himmelsrichtung sollte auch der zukünftige Ehemann kommen. Ganz allgemein heißt es, der Ampfer sei für den Menschen „ein ungeeignetes, Traurigkeit erzeugendes Nahrungsmittel". Sauerampfer soll auf eitrige Geschwüre gelegt das Gift herausziehen, und er galt als Mittel gegen Fieber.

In alten Klosterschriften wird er als Heilkraut und Gewürz erwähnt. Auch Sebastian Kneipp beschrieb ihn nicht nur als ein gutes Heilmittel, sondern „als vorzügliche Kost für Kranke, da er das Blut reinigt und verbessert". Und er verschrieb in Wein aufgekochten Sauerampfer bei Unterleibsschmerzen. Aus den getrockneten Kräutern lässt sich auch ein Tee zubereiten (siehe *Seite 62 f.* Teezubereitung).

■ Wirkung

Der Sauerampfer fügt sich nahtlos in die Reihe der Frühlingskräuter ein, die alle genau das bieten, was man im Frühjahr am meisten braucht: eine kräftige Vitamin- und Vitalstoffzufuhr mit viel Vitamin C. Am besten profitiert man davon, wenn man Sauerampfer einem frischen Salat beimischt.

Der Verzehr von Sauerampfer in großen Mengen ist nicht unproblematisch, denn die Pflanze enthält die den herben Geschmack verursachende Oxalsäure, deren Alkalisalze giftig sind. Durchfall, Schluckbeschwerden und Schwierigkeiten beim Wasserlassen können die Folge sein. Daher sollte man bei Rheuma, Gicht und Nierensteinen von dem Verzehr von Sauerampfer absehen. Überdosierungen können auch bei Kindern problematisch sein. Die Schulmedizin verwendet daher Sauerampfer nicht. In kleinen Mengen genossen ist

Sauerampfer jedoch unbedenklich. Alle Rezepte in diesem Buch sehen Sauerampfer immer in einer Mischung mit anderen Wildkräutern vor, so dass man nicht mehr als zwei Blätter am Tag verzehrt.

■ Ernte und Kulinarisches

Der Sauerampfer lässt sich leicht aus der freien Fläche in den Garten versetzen. Auch dort bevorzugt er einen feuchten sonnigen oder halbschattigen Platz. Die Ernte in einem abgetrennten Gartenbereich bietet den Vorteil, dass Verunreinigungen durch den Fuchsbandwurmerreger ausgeschlossen sind. Sauerampfer ist kurz vor oder zu Beginn der Blütezeit am schmackhaftesten. Die Blätter sammelt man von März bis Mai. Gerade die Herzblätter der Rosette, aber auch die jungen Sprossspitzen sind besonders delikat. Ältere Blätter werden zäh und bitter. Im Schatten wachsende Pflanzen sind milder im Geschmack.

■ Küchentipps

Der Sauerampfer verleiht schon in kleinen Mengen Speisen seinen köstlich säuerlichen Geschmack. Er passt in Quarkzubereitungen, ins Omelett, er gehört in die berühmte „Frankfurter Grüne Soße", in Wildkräutersalate und grüne Suppen, wie die berühmte „Neunstärke". In der französischen Haute cuisine findet man den Sauerampfer in Kombination mit Fisch und Meeresfrüchten. Blanchiert oder gekocht wird der Sauerampfer bekömmlicher. Milch oder Milchprodukte neutralisieren durch ihren Kalziumgehalt die Oxalsäure im Sauerampfer.

Die Neunstärke

Die Neunstärke ist ein jahrhundertealtes Rezept für eine Frühlingssuppe, die aus neun Wildkräutern besteht. Gänseblümchen gehörten immer dazu. Die Neunstärke war bei einfachen Leuten weit verbreitet und beliebt und gehörte als traditionelle Gründonnerstagssuppe zum Frühjahr, wie die ersten Blüten auf den Wiesen.

Hier zunächst das historische Rezept: Die alte Reihenfolge gibt einen Hinweis auf die Anteile. Demach war Giersch der Hauptbestandteil. Von den folgenden Wildkräutern nimmt man jeweils etwas weniger: Giersch, Löwenzahn, Taubnessel, Brennnessel, Schafgarbe, Sauerampfer, Sauerklee, Trippmadam, Gänseblümchen.

Die Hausfrauen früher kannten ihre „Neunstärke" auch ohne Mengenangaben.

Die Neunstärke als Basisrezept für eine moderne Wildkräutersuppe	
(für 4 Personen)	
1 Hand voll	junge Gierschblätter
1 Hand voll	junge Löwenzahnblätter
1 Hand voll	junge Brennnesselblätter
1	Zwiebel
1	Knoblauchzehe
	Butter
1 l	Gemüsebrühe
	Salz, Pfeffer
	Muskatnuss
⅛ l	Sahne
1 Hand voll	Gänseblümchenköpfe zum Garnieren

Die Wildkräuterblätter waschen, in Streifen schneiden und in einem Küchentuch oder

einer Salatschleuder trockenschleudern. Die Zwiebel fein würfeln und mit der gepressten Knoblauchzehe in Butter andünsten. Die Kräuter dazugeben. Mit der Gemüsebrühe aufgießen und etwa 20 Minuten bei schwacher Hitze garen. Mit den Gewürzen abschmecken und mit der Sahne verfeinern. Die Suppe in Schalen oder Teller füllen und erst kurz vor dem Servieren die Blütenköpfe der Gänseblümchen darauf streuen.

Wilde Frankfurter Grüne Soße (Basisrezept)	
(für 4 Personen)	
7 Wildkräuterarten nach Angebot, etwa:	
3	Sauerampferblätter
10	Löwenzahnblätter
20	Gierschblätter
5	Bärlauchblätter
1 Hand voll	wilder Kerbel
1 Bund	Petersilie
1 Bund	Schnittlauch
250 g	Joghurt
1 – 2 EL	kaltgepresstes Pflanzenöl
500 g	Speisequark
	Salz und Pfeffer
4	Eier

Die Wildkräuterblätter sowie Petersilie und Schnittlauch waschen, trockenschleudern und fein schneiden. Joghurt, Öl und Quark verrühren, die Kräuter unterheben und würzen. Die Eier wachsweich kochen, abschrecken, pellen, vierteln und damit die Soße garnieren.
Die Frankfurter Soße zu neuen Kartoffeln ist eine wahre Delikatesse.

Im Frühsommer

MAI UND JUNI

Der Mai ist, wie jeder weiß, der Wonnemonat des Jahres. Überall blüht und duftet es, überall brummt und summt es. Die Vogelstimmen am Morgen sind zu einem kraftvollen Konzert angeschwollen und auch die Zugvögel sind endlich alle wieder da. Es ist die Zeit der schimmernden Obstblüte und der Jungtiere. Wiesenschaumkraut, Löwenzahn und Hahnenfuß laden nicht nur die Bienen zu einem Besuch ein. Wer an einem schönen Maitag nicht die Lust verspürt, die Wohnung zu verlassen und über eine blühende Wiese zu laufen, der wird es wohl das ganze Jahr auch nicht mögen. Im Juni wird dann das erste Heu und die Sonne „gewendet". Im Wald schließt sich das hellgrüne Blätterdach der Buchen. Maiglöckchen, Waldmeister und Sauerklee blühen. Die Auswahl an essbaren Wildgenüssen ist nie so groß wie im Frühsommer.

„Verstecke dich faul in der Fülle der Gräser.
Weil's wohltut, weil's frommt.
Und bist du ein Mundharmonikabläser
Und hast eine bei dir, dann spiel, was dir kommt."
Joachim Ringelnatz (1883–1934)

BASISREZEPTE

Kräuterpaste

(für 4 Personen)
3 Hand voll Blätter (Giersch oder Bärlauch, Gundermann, Löwenzahn, Taubnessel, Brennnessel, Sauerampfer, Sauerklee oder eine Mischung dieser Kräuter)
Pflanzenöl
Salz

Blätter waschen, trockenschleudern und
klein hacken. Mit Öl und Salz zu einer
Paste verarbeiten.
Die Kräuterpaste eignet sich als Füllung für
würzige Backwaren. Sie kann z.B. in Blätter-
teigtaschen oder Brotteig eingebacken
werden.

In Bierteig ausgebackene Wildkräuter

(für 4 Personen)

1	Ei
125 g	Mehl
¼ l	helles, herbes Bier
	Salz
1 Prise	Muskat
1 TL	Pflanzenöl
10 große	Brennnesselblätter, Giersch, Gundermann, Bärlauch, Löwenzahn, Sauerampfer, Beinwell
10	Holunderblütendolden, Borretsch, Hopfentriebe

Das Ei trennen und das Mehl mit dem Bier,
dem Eigelb und den Gewürzen zu einem
dickflüssigen Teig verarbeiten. Das Eiklar zu
Schnee schlagen. Das Öl unter den Teig

rühren und den Eischnee unterheben. Die
Blätter oder Blüten waschen, trockenschleudern. Blätter mit festen Blattstielen
mit dem Nudelholz drücken und etwas salzen. Einige Minuten liegen lassen. Öl in der
Pfanne oder einer Friteuse auf 180 °C erhitzen. Die Blätter in den Bierteig tauchen,
abtropfen lassen und dann goldgelb ausbacken. Holunderblütendolden und andere
Blüten nicht drücken und als Ganzes ausbacken. Das ergibt wunderschöne Gebilde.
Warm als Vorspeise servieren. Dazu passt
Kräuterquark.
Tipp: Mit Holunderdolden zubereitet ist
dieses das berühmte „Hollerkücherl" Rezept.

Juniwildsalat „Hildegard von Bingen"

(für 4 Personen)

1 Schüssel	Wildkräutermischung nach jahreszeitlichem Angebot
5 EL	Kräuteröl
3 EL	Weinessig
1 TL	scharfer Senf
	Salz und Pfeffer
3 EL	Zitronensaft
2	hart gekochte Eier
5–6	Rosenblütenblätter

Die Wildkräuter in mundgerechte Teile
zupfen, unter kaltem Wasser gut abspülen,
putzen und trockenschleudern. Für die Salatsauce Kräuteröl, Weinessig, Senf, Salz
und Pfeffer sowie Zitronensaft in einer
genügend großen Schüssel zu einer Marinade verarbeiten. Die Eier hart kochen, abschrecken, klein hacken und unter die Marinade rühren. Die Salatblätter erst kurz vor
dem Servieren mit der Marinade gut ver-

mischen, damit sie nicht zusammenfallen
und durchweicht auf den Tisch kommen.
Mit den Rosenblättern servieren. Weitere
Ideen für köstliche Rezepte mit Rosenblättern finden Sie auf *Seite 36 und 50*.

Wildkräuterpfannkuchen

(für 4 Pfannkuchen von etwa 20 cm Durchmesser)

¼ l	Milch
80 g	Mehl
1 TL	Salz
4	Eier
4 TL	Butterschmalz oder geschmacksneutrales Öl
3 Hand voll	junge Wildkräuterblätter (Giersch, Gundermann, Bor-retsch, Bärlauch, Löwenzahn, Taubnessel, Brennnessel, Sauerampfer, Sauerklee oder eine Mischung dieser Kräuter)
20 g	Weizenvollkornmehl (wenn kein Weizenvollkornmehl vorhanden ist: insgesamt 120 g Mehl)

Alle Zutaten zimmerwarm verarbeiten.
Zunächst die Milch mit dem Mehl und
dem Salz vermischen. Den Teig mindestens 30 Minuten ausquellen lassen. Dann
die Eier gut verquirlen und mit dem Handrührgerät oder einem Schneebesen unter
den Teig rühren. Das Fett (Butterschmalz
oder Öl) unter den Teig geben. Das verhindert, dass der Teig in der Pfanne anbackt.
Die Wildkräuter waschen und trockenschleudern, in Streifen schneiden und unter
den Teig heben. Einige besonders schöne
Exemplare der Kräuter zur Garnierung

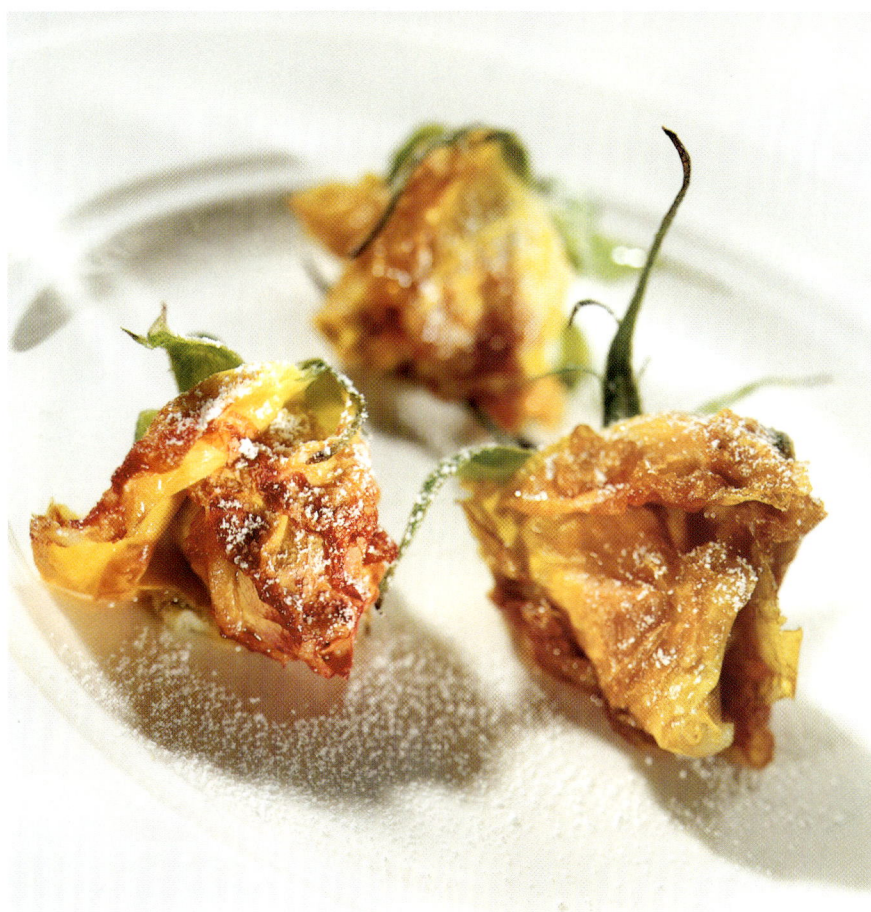

Sommerrosen im Ausbackteig.

dampft ist. Mit Salz, Pfeffer und Rosenpaprika würzen. Die Pfannkuchen füllen, aufrollen und auf vorgewärmten Tellern servieren.

Rosenblüten vorsichtig säubern und von den bitteren Stielansätzen befreien, beiseite legen. Aus Mehl, Wasser, Salz, Ei und Wein einen glatten Teich rühren und durch ein Sieb streichen. Die Konsistenz des Teigs sollte so flüssig wie möglich sein, um die zarten Rosenblätter nicht zu zerdrücken, deshalb eventuell noch etwas Flüssigkeit zufügen. Das Fett auf 180 °C erhitzen. Die richtige Temperatur ist erreicht, wenn sich an einem eingetauchten Holzlöffelstiel kleine Bläschen bilden. Die Rosenblüten durch den Ausbackteig ziehen. Im heißen Fett ausbacken und auf Küchenkrepp abtropfen lassen. Vor dem Servieren noch mit etwas Puderzucker bestreuen.

zurückbehalten. Eine schwere oder beschichtete Pfanne mit etwas Butterschmalz oder Öl auspinseln. Das Fett erhitzen, aber nicht rauchen lassen. Ein Viertel des Teiges in der Pfanne verteilen. Den Pfannkuchen etwa drei Minuten auf einer Seite goldgelb backen. Dann mit Hilfe eines Tellers wenden und auf der zweiten Seite backen. Die

Wildkräuterpfannkuchen auf vorgewärmten Tellern servieren und mit einigen Blättern garnieren.

Variante: Wildkräuterpfannkuchen mit Champignons füllen. Dazu einen Esslöffel Butter und 300 Gramm Pilze bei mittlerer Hitze anbraten, bis die Flüssigkeit ver-

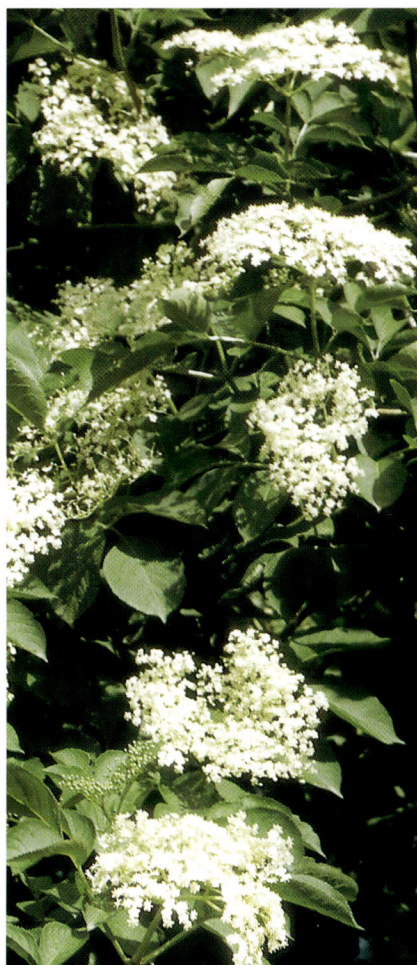

Im Juni erscheinen die handtellergroßen Blütendolden, die sich aus unzählig vielen kleinen duftenden, fünfzipfligen Einzelblüten zusammensetzen.

SCHWARZER HOLUNDER –
Der Sitz der Göttin

■ **Die Blüten**

Botanischer Name: *Sambucus nigra (Caprifoliaceae)*
Andere Namen: Sitz der Göttin, Holler, Holder, Hollerbusch, Alhorn, Ellhorn, Flieder, Elder
Verwendbare Pflanzenteile: Blüten und Früchte
Doppelgänger: Roter oder Traubenholunder: Seine Früchte sind auch genießbar und können wie Schwarzer Holunder verwendet werden. Attich ist giftig, aber viel seltener als Holunder und bevorzugt wärmere Lagen. Seine Blüten und Früchte stehen aufrecht, während die des Holunders immer herabhängen. Die Attichpflanze riecht unangenehm bis widerlich. Eine Verwechslung von Attich und Holunder ist daher sehr unwahrscheinlich.
Inhaltsstoffe/Wirkstoffe: Ätherisches Öl, Flavonoide, Gerbstoffe, Mineralstoffe, Salicylsäure.
Wirkung: schweißtreibend, fiebersenkend, gilt als Geheimtipp bei Erkältungen

„Ringel, Ringel, Reihe,
s' sind der Kinder dreie.
Sitzen auf dem Hollerbusch,
schreien alle musch, musch, musch!
Setzt euch nieder."

Alter Abzählreim. Fassung von J.P. Friedr. Richter „Flegeljahre" (Stuttgart 1804–1805)

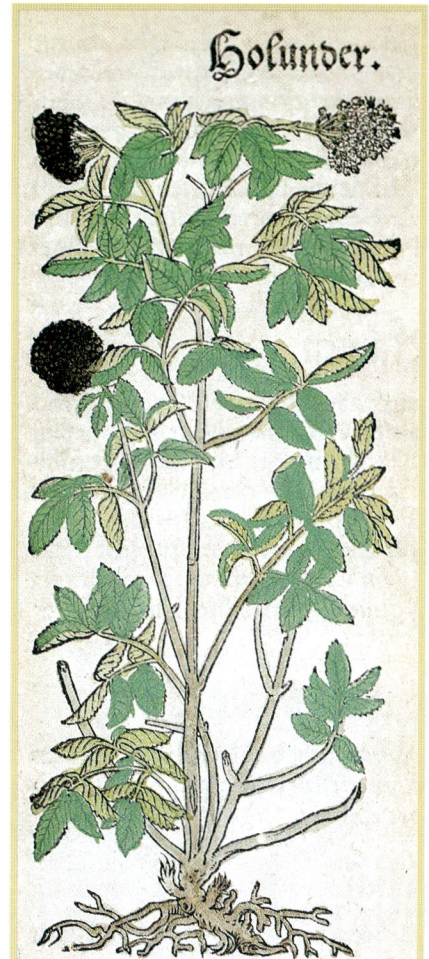

Hieronymus Bock: „Teutsche Speißkammer", Straßburg 1560

▓ Botanik

Der Holunder aus der Familie der Geißblattgewächse wächst in der Nähe menschlicher Siedlungen, an Böschungen und Waldrändern. Er gedeiht ohne jede weitere Pflege. Der Holunder hat ein vitales Regenerationsvermögen. Selbst wenn er öfters umgehauen wird, treibt er aus den Wurzeln immer wieder aus. Besonders gut gedeiht der Holunder in der Nähe von Kompost, wo die Erde nährstoffreich und feucht ist. Im Juni erscheinen handtellergroße Blütendolden, die sich aus unzählig vielen kleinen, duftenden, fünfzipfeligen Blüten zusammensetzen.

Der heimische Schwarze Holunder liegt auf der Hitliste der Futtersträucher für Vögel ganz oben, genau auf Platz zwei, gleich hinter der Vogelbeere. Insgesamt finden 62 Vogelarten im Holunderbusch Nahrung.

▓ Geschichte und Mythos

„Vor der Kamille sollst du den Hut zieh'n, vor dem Holunder aber niederknien."
Volksmund

Schon in den Speiseresten der Steinzeitmenschen fanden sich Holundersamen. Das beweist, dass schon in prähistorischer Zeit, vor 10.000 Jahren unsere Vorfahren, lange bevor sie Metalle kannten, die Beeren des Schwarzen Holunders gegessen haben. In der Antike und auch in der nordischen Mythologie gilt der Holunderbaum als heilig.

Unsere Vorfahren betrachteten den Strauch als die Wohnung des guten Hausgeistes. Der Holunder war der Haus- und Lebensbaum schlechthin. In ihm wohnten die Hollinnen, die Vegetationsgöttinnen, denen man bei Krankheiten Brot und Käse brachte. In Norddeutschland spendete man dem Holunder Bier und Wolle.

Man ging davon aus, dass die Zerstörung dieses heiligen Baumes großes Unglück, ja den Tod bringt. Und man glaubte, wenn der Holunder verdorrt, wird ein Familienmitglied sterben. Der Holunder erscheint im alten Volksglauben damit als Lebensbaum. Ein Gebot besagte: „Vergreife dich nicht an einem einzeln dastehenden Busch." Auch das Verbrennen von Holunderholz sollte Unglück bringen. In all diesen Warnungen schimmert noch der Glaube an den göttlichen Ursprung des so hoch gehaltenen Baumes durch. Das ist verständlich, wenn man weiß, wie lange dieser Baum schon der schützende Begleiter der Menschen ist. Vor die Stalltür gepflanzt beschützte er auch das Vieh vor Krankheit und Zauberei.

Alle Teile des Holunders wurden volksmedizinisch genutzt. Er war die „lebendige Hausapotheke des deutschen Einödbauern", geradezu die Universalmedizin. Sein frischer Saft diente als Brandsalbe. Die Blätter legte man auf Schnittwunden, damit sie nicht eitern oder auf das Zahnfleisch bei Zahnschmerzen. Schon Hippokrates verwendete Holunderblätter als Wundverband. Bei Kopfschmerzen band man sich Holunderrinde um die Stirn. Geschabte Rinde mit Mehl vermischt diente als Zusatz für Wickel bei Hauterkrankungen, und das Holundermark wurde bei Heiserkeit auf den Hals gestrichen. Die Blüten und Blätter galten in erster Linie als schweißtreibendes Mittel. So schrieb Dr. Minderer, Augsburger Stadtarzt, im 14. Jahrhundert: „Obschon sie eine Bauernmedizin zu sein scheint, hat Holunder doch grosse Kraft und Tugend,

den Schweiss zu treiben." Die Blüten liefern einen Tee, dessen schweißtreibende Wirkung hoch gepriesen wurde. Eine tüchtige Schwitzkur galt zu Recht bei allen möglichen Krankheiten als ein gutes Mittel. Die Wurzeln dienten als Abführmittel und gegen die so genannte Wassersucht. Aus der alten Signaturenlehre, die nach Zeichen Auschau hält und in Zeichen handelt, stammt die Vorstellung, dass die Rinde des Holunders *aufwärts* geschabt Erbrechen hervorruft und umgekehrt *abwärts* geschabt Durchfall erzeugt. Die Analogie ist deutlich. Bereits Albertus Magnus hat im 13. Jahrhundert von dieser Rezeptur berichtet. Andere Vorstellungen im Volksglauben gehen davon aus, dass sich Krankheiten übertragen lassen, so z.B. auch auf den Holunder. In Bayern setzte man sich bei Fieber auf einen Holunderast und rief dabei:

„Hollerast, biege dich,
Fieber, du lass nach!"

Wer Zahnweh hatte, begab sich mit einem Messer zum Holunder und sprach dreimal:

„ Liebe Frau Hoelter,
Leih mir ein Spaelter,
Den bring ich Euch wieder."

Dann löste der Kranke ein Stück von der Rinde ab, schnitt sich einen Span aus dem Holz und ging nach Hause. Hier ritzte er mit dem Span das Zahnfleisch, bis es blutig war. Dann wurde der Span zum Holunderbusch zurück gebracht, wieder in den Stamm eingefügt, um das Weh auf den Holunder zu übertragen. Im Erdreich unter dem Holunder vergrub man die Krankheit

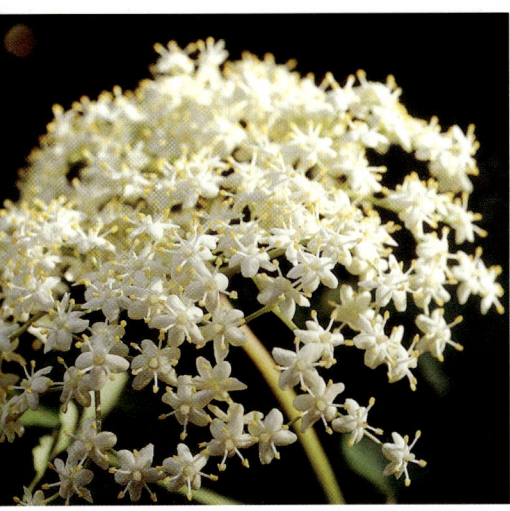

Die Dolden bei der Zubereitung gut verlesen und nach Insekten absuchen.

symbolisch mit den Kleidern des Patienten. Fieber, Gelbsucht und Gicht sollten damit unter dem Baum in dessen Erde absterben. Als Lebensbaum hatte er auch eine erotische Bedeutung. „Unkeuschen" Mädchen steckte man in Thüringen Holunderzweige an das Fenster. „Am Johannistag blüht der Holler, da wird die Liebe noch toller" heißt es dort. Als besonders heilkräftig galten die an Johanni, am 24. Juni, genau zur Mittagsstunde, zur Sommersonnenwende gesammelten Holunderblüten. Wer am Johannistag gebackene „Hollerküchlein" isst, wird das ganze Jahr nicht mehr krank, heißt es vielfach in Süddeutschland. Die „Hollerkücherl" (Rezept „Bierteig" siehe *Seite 35*) sind eine uralte Kultspeise. Ihr Genuss sollte Kraft und Stärke verleihen, sozusagen die Vegetationskraft auf den Menschen übertragen.

Manchmal galt der Holunder auch als teuflischer Baum. Das ist vielleicht ein Hinweis auf seine frühere heidnische Verehrung. Eine Göttin mit Namen Holda oder Holle soll ihm seinen Namen gegeben haben. Die heidnische Vegetationsgöttin lebt noch im Märchen der Gebrüder Grimm von Frau Holle weiter.
Und Kinder wurden früher aufgefordert, doch mal unter den Holunderbüschen genau nachzuschauen:

„Da wohnen Erdmaennchen, weil es da so gut riecht."

■ Wirkung

Die Holunderblüten enthalten Salicylsäure, den Wirkstoff des Aspirin. Salicylsäure wirkt schweißtreibend, fiebersenkend und gilt als Geheimtipp bei Erkältungen. Eine heiße Zitrone mit Holunderblütensirup ist daher eine leckere und wirksame Alternative zu mancherlei Medikamenten. Die Blüten sind außerdem sehr mineralstoffreich.

Achtung: Die unreifen Früchte und die Blätter, Blattstiele und Samen des Schwarzen Holunders enthalten geringe Mengen an zyanogenen Glykosiden, wie Sambunigrin und Prunasin. Sie sind gering giftig und sollten deshalb auf keinen Fall mit verzehrt werden. Die Vergiftungssymptome sind Durchfall und Erbrechen, doch in der Regel ist keine Behandlung erforderlich (siehe auch Vergiftungstelefon *Seite 17*).

■ Ernte und Kulinarisches

Die Holunderblüten erntet man am besten kurz nach dem Aufblühen, noch bevor sich in ihnen die schwarzen Blattläuse häuslich eingerichtet haben. Vor jeder weiteren Verwendung die Blüten gründlich nach Insekten absuchen oder in Salzwasser einlegen und im Küchenhandtuch ausschlagen.

■ Küchentipps

Die Blüten des Holunders lassen sich vielfältig verwenden. Ihr zarter Duft und die feinen Blüten verbreiten eine zauberhafte Frühlingsatmosphäre. Die Holunderblüten eignen sich als Tischdekoration genauso wie als Zutat zu raffinierten Rezepten.

■ Dekotipps

Die fragilen Blütendolden halten sich länger, wenn man sie ganz kurz am Ansatz abschneidet. Man kann sie so als Schwimmblüten in mit Wasser gefüllte Schalen geben oder in kleine Vasen stellen. Eine andere Möglichkeit, ihren Zauber über eine etwas längere Zeit zu erhalten, sind Zuckerblüten, die nicht nur „süß" aussehen. Dazu werden die Blütenzweige zunächst in flüssiges Eiweiß und dann in feinen Kristallzucker getaucht. Dann auf Küchenkrepp trocknen lassen. So erhält man eine essbare Dekoration für viele Gelegenheiten. Auch im Eis lässt sich die Schönheit der Holunderblüten bannen. Dazu löst man vorsichtig einzelne Blütenzweige und gibt sie in die Fächer des Eiswürfelbehälters. Mit Wasser auffüllen und wie gewohnt einfrieren. Die Holunderblüteneiswürfel zieren jedes klare Getränk und machen auch ein einfaches Glas Mineralwasser zu etwas Besonderem.

Holunderblütensirup „Zwergenglück"

(für etwa 3 Flaschen)

800 g	Holunderblüten
Schale	einer unbehandelten Zitrone
2,5 kg	Zucker
65 g	Zitronensäure
5 l	Wasser

Die Dolden gut verlesen, nach Insekten absuchen, waschen, trockenschleudern und in eine große Schüssel geben. Die Zitronenschale dazugeben. Zucker und Zitronensäure in das Wasser geben und erwärmen. Heiß auf die Blüten schütten. Die Blüten müssen von der Flüssigkeit ganz bedeckt sein. An einem warmen, sonnigen Platz zwei Tage ziehen lassen. Immer wieder umrühren, damit keine Blüten aus der Flüssigkeit ragen und eventuell schimmeln. Dann den Ansatz durchseihen, nochmals aufkochen und in Flaschen füllen. Dicht verschließen.

Den Sirup mit Mineralwasser als sommerliches Erfrischungsgetränk auffüllen oder als Aperitif ein paar Tropfen einem Glas Sekt zugeben. Mit einer Holunderblüte oder Zitronenscheibe garnieren.

Mariniertes Hähnchen „Hollerhahn"

(für 2 bis 4 Personen)
Für die Marinade:

8	Holunderblütendolden
¼ l	trockener, deutscher Riesling
1	unbehandelte Zitrone

Zunächst die Marinade herstellen. Dazu die Holunderblütendolden vorsichtig waschen, in einem Küchentuch trockenschleudern

und in kleine Blütenzweige teilen. Wein und den Saft der geriebenen Zitronenschale mischen und über die Blüten geben.

1	Brathühnchen in 6 Teile zerlegt (2 Keulen, 2 Flügel, 2 Brüste)
	Salz, Pfeffer aus der Mühle
	Mehl
250 g	Butterschmalz (geklärte Butter)
6	Holunderblütendolden

Die Hähnchenteile kalt abspülen und gut trocknen. Rundum salzen und pfeffern. Die Marinade darüber geben, so dass die Teile ganz bedeckt sind (eventuell mit Wein verlängern) und über Nacht ziehen lassen. Am nächsten Tag die Hähnchenteile gut trocknen, im Mehl wenden, abklopfen und im Butterschmalz fritieren. Die ganzen Holunderblütendolden in der Marinade anfeuchten, in Mehl tauchen, abschütteln und ebenfalls fritieren. Die Hähnchenteile mit den fritierten Blütendolden anrichten. Aus der Marinade lässt sich noch eine Soße machen. Dazu passt Brot oder Reis.

BRENNNESSEL –
Unscheinbare Alleskönnerin

Botanischer Name:
Urtica dioica = Große Brennnessel
Urtica urens = Kleine Brennnessel
(Urticaceae)
Andere Namen: Donnernessel, Hanfnessel, Nessel, Zingel.
Verwendbare Pflanzenteile: Kraut, Früchte, der weiblichen Brennnessel oft fälschlicherweise als Samen bezeichnet
Doppelgänger: keine
Inhaltsstoffe: hoher Vitamin-C-Gehalt (doppelt so viel wie Zitronen), B-Vitamine, Vitamin E, Flavonoide, Carotinoide, Chlorophyll, Eisen, Magnesium, Kalium, Kalzium, Kieselsäure, Spurenelemente, Phytohormone (Acetylcholin, Serotonin, Histamin, ätherische Öle). Ob in der Brennnessel blutzuckersenkende Stoffe, die „Glukokinine", enthalten sind, ist nicht endgültig geklärt. Brennnesseln von gedüngten Wiesen können einen hohen Nitratwert aufweisen. Brennhaare: Histamine, Acetylcholin, Ameisensäure.
Wirkung: regt den Stoffwechsel an, wirkt entgiftend, blutreinigend und harntreibend, wirksam bei Gicht, Rheuma, Gallen- und Leberbeschwerden.

■ Botanik

Gibt es überhaupt jemanden in unseren Breiten, der sich noch nie an einer Brennnessel gebrannt hat? Dennoch ist zu befürchten, dass es immer mehr Kinder gibt, die selbst das bisschen Wildnis, welches eine Brennnessel bietet, nicht mehr kennen. Genauso wie es immer mehr Kinder

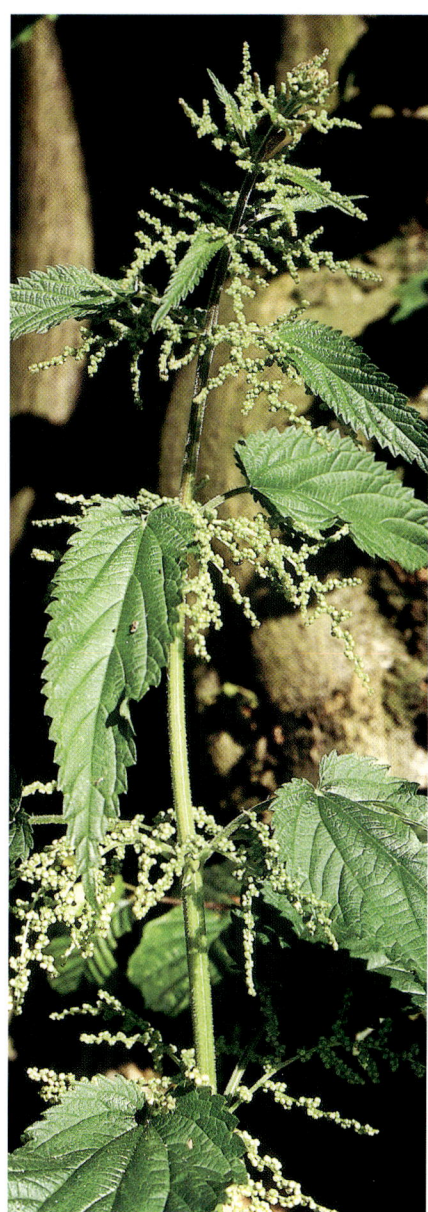

„Ein Kleid aus Nesseln bleibt stets Meister über alle bösen Geister."
Volksweisheit

gibt, die ohne die „Sendung mit der Maus" nicht wüssten, dass Spinat nicht viereckig ist und die Milch nicht aus der Tüte kommt. Das starke Prickeln einer Brennnessel auf der Haut lässt sich auch durch die beste Fernsehsendung nicht erleben. Sie ist eindeutig zu erkennen und hat auch keine giftigen Doppelgänger. Die Brennnessel ist eine globale Pflanze. Sie findet sich fast überall, außer im tropischen Afrika und im Polargebiet. Die Brennnessel liebt nährstoffreiche Ton- und Lehmböden. Sie wächst bevorzugt in der Nähe menschlicher Behausungen, in Gärten, am Kompost, an Zäunen und auf Ödland. Sie breitet sich mit Hilfe eines Wurzelstocks aus, der zahlreiche Ausläufer bildet und aus dem die rotbraunen Stängel wachsen. Die berühmt berüchtigten Brennhaare überziehen die ganze Pflanze.

Die Brennnessel ist zweihäusig. Die Früchte der weiblichen Pflanze hängen schwer nach unten und werden oft fälschlicherweise als „Samen" bezeichnet. Die männliche Pflanze hat fast im rechten Winkel abstehende Blütenstände.

Die Brennnessel ist die Futterstelle für mindestens 150 verschiedene Tierarten. Darunter sind allein 30 Schmetterlingsraupen, wie die Raupen z.B. von Admiral, Distelfalter und Tagpfauenauge. Sie haben an der Unterseite der Brennnesselblätter ihre Kinderstube.

■ Geschichte und Mythos

„Du hast Macht gegen Gift und Ansteckung" heißt es in einem deutschen Kräuterbuch aus dem 11. Jahrhundert. Ebenso wie stachelige und dornige Pflanzen soll die Brennnessel von alters her vor allem Bösen behüten. Die Bauern schützen ihre Ställe und ihr Vieh, indem sie Büschel von Brennnesseln im Stall aufhängten. Auch alte Amulette enthalten neben anderen Gegenständen aus der Natur wie Federn, Schneckenhäuser, Knochen auch Brennnesselblätter.

Zerschnittene Brennnesselpflanzen wurden an den Fuß gelegt, damit man nicht die Wassersucht bekommt. Ein Mittel gegen die Maden des Viehs bestand darin, vor Sonnenaufgang eine Brennnessel zu pflücken, sie mit beiden Händen anzufassen und zu sprechen:

„Brennnessel lass dir sagen,
Unsere Kuh hat die Maden,
Willst du sie ihr nicht vertreiben,
So will ich dir den Kragen umreiben."

Daraufhin wurde die Brennnessel abgedreht und mit beiden Händen rückwärts über den Kopf geworfen. Das musste an drei aufeinander folgenden Tagen geschehen.

Unsere beiden einheimischen Nesselarten, *Urtica dioica*, die Große Brennnessel, und *Urtica urens*, die Kleine Brennnessel, wurden auch schon im Mittelalter immer genauestens unterschieden. Die medizinischen Wirkungen vermutete man fast ausschließlich bei der *Urtica dioica*. Sie wurde gegen Angina, Blutspeien und Krebs eingesetzt. Äußerlich gegen Kopfweh, die Früchte gegen Nierenkrankheiten und Auswurf, gegen Brustweh und Magenleiden, der ausgepresste Kräutersaft gegen Gelenkschmerz und eitrige Wunden, die Wurzel zur Entfernung von Fremdkörpern, gegen geschwollene Drüsen und Nasenbluten.

Neben diesen sehr konkreten Anwendungen galt die Brennnessel seit Jahrtausenden ganz allgemein als besonders gesund. Sie soll die Kraft des Frühjahrs verleihen, ähnlich wie der Löwenzahn. Plinius (23-79 n.Chr.) beschreibt die Brennnessel als eine Pflanze, die das ganze Jahr über Krankheiten fernhält. Außerdem galt die Brennnessel schon in der Antike als aphrodisierendes Mittel. Der Genuss der fliegenden Früchte sollte die Liebesfähigkeit steigern. Im Rheinland sagte man viel später noch über ein „wildes" Mädchen: „dat let och en de Brennessle". Die Brennnessel wirkt als Liebeszaubertrank, wenn man die Türschwelle mit einem Aufguss benetzt.

Als 1902 eine Berliner Milchfrau an einem heißen Sommertag Brennnesseln in die Milch tat, damit sie nicht sauer wird, wurde ihr der Prozess gemacht. Doch sie wurde von der Anklage der Lebensmittelfälschung freigesprochen mit dem Argument, sie habe nur ein „allgemein übliches Verfahren" angewandt. Tatsächlich scheint es so zu sein, dass die Brennhaare Stoffe enthalten, die konservierend und keimtötend sind. Es lohnt also, auch scheinbar irrationalen Gewohnheiten Beachtung zu schenken. Auch Aberglauben basiert oft auf Erfahrungswissen, das zu naturwissenschaftlichen Erkenntnissen führen kann. Ähnlich verhält es sich mit den vitalisierenden Brennnesselfrüchten. Pferdehändler haben früher, vor dem Verkauf, ihre müden, alten „Klepper" damit kurzfristig „aufgeputscht", indem sie ihnen Brennnesselfrüchte ins Futter gegeben haben. Die Brennnessel galt ebenfalls als Pflanze der Hexen. Sie pflückten die Brennnessel für ihre Zaubertränke. Auch Blitz und Feuer wurden mit der Brennnessel, der Pflanze,

die „brennt", in Verbindung gebracht. Man glaubte, wo Brennnesseln wachsen, schlage der Blitz nicht ein. Brennnesseln am Gründonnerstag auf den Dachboden gebracht, sollten das Haus vor Blitzschlag schützen. In der sympathetischen Medizin wurde Brennnesseltee gegen Nesselfieber eingesetzt. Aus der sympathetischen Medizin stammt auch die Vorstellung, man könne eine Krankheit „verpflanzen". Auf Brennnesseln seinen Urin zu kippen, sollte etwa von der Nesselsucht heilen.

Früher gab es sehr drastische Methoden mit Brennnesseln gegen Gicht, Rheuma, Lähmungen und auch Scharlach. Man peitschte die Patienten mit frischen Brennnesseln aus. Das Blut schoss in die Hautoberfläche, die rheumatischen Gliedmaßen konnten sich erwärmen. Verbreitet war auch die Vorstellung, dass der Verzehr von Brennnesseln sich positiv auf Haut und Haare auswirkt. Haarpackungen mit Brennnessel sollten den Haarwuchs fördern. Sie werden zum Einwirken über Nacht abends aufgetragen. Ein altes Rezept für Haarwasser besteht aus Brennnesselaufguss und Essig im Verhältnis vier zu eins.

■ Wirkung

Die Brennnessel galt allgemein als ein so übles Unkraut, dass auch die wissenschaftliche Medizin diese Pflanze lange missachtet hat. Doch das hat sich geändert. Die Brennnessel ist heute anerkannt eines der vitamin- und mineralstoffreichsten Wildgemüse. Blattsalat ist im Vergleich dazu ein inhalts- und geschmacksarmes Grünfutter. Das haben inzwischen auch fortschrittliche Schweizer Bauern erkannt. Anstatt wie üblich die Brennnessel mit allen Mitteln vom

Acker zu verbannen, bauen sie die mineralstoffreichen Kräuter in Reinkultur an und verfüttern sie an Milchkühe und Muttersauen. Nach ersten Erkenntnissen wirkt sich das Brennnesselfutter positiv auf die Gesundheit der Tiere aus.

Der Vitamin- und Mineralstoffreichtum der Brennnessel hilft über Erschöpfungszustande hinweg. Brennnesseln regen den gesamten Stoffwechsel an, wirken entgiftend, blutreinigend und harntreibend. Sie sind daher besonders gut für Frühjahrskuren geeignet. Auch das Bundesgesundheitsamt erkennt bei Problemen mit dem Wasserlassen Brennnesseltee als geeignetes Mittel an. Wie viele Frühjahrskräuter wirken die Brennnesselblätter auch beim Menschen generell aktivierend und entgiftend. Sie sind wirksam bei Gicht, Rheuma, Gallen- und Leberbeschwerden.

In der Volksmedizin ist selbstzubereiteter Brennnesselsaft beliebt. Die ganzen Pflanzen hierzu zerschneiden, im Wasser einweichen und nach einem Tag mit einer Presse oder einen Entsafter auspressen. Ein solcher Saft enthält die wirksamen Inhaltsstoffe konzentriert und ist ein gutes Rezept gegen Frühjahrsmüdigkeit. Auch die Früchte der Brennnessel, die häufig fälschlicherweise als Samen bezeichnet werden, verfügen über interessante Inhaltsstoffe wie Proteine, Carotinoide und Chlorophylle. Produkte aus Brennnesselfrüchten werden sogar in Apotheken als Kräftigungsmittel für ältere Menschen verkauft.

Pfarrer Sebastian Kneipp, der bekanntlich nicht zimperlich mit seinen Patienten war, strich ihnen mit frischen Brennnesseln über die Haut und die Gelenke. Das sollte gegen Rheuma und Gelenkschmerzen helfen. Andere empfehlen bei rheumatischen Fingern, die Brennnessel mit ungeschützten Händen zu pflücken. Tatsache ist, dass die Brennhaare das Blut unter die Hautoberfläche ziehen und sie erwärmen.

Immer noch üblich ist heute noch die Wendung „es nesselt", wenn wir ein Brennen spüren. Doch der alte Wortstamm „nezzel", „nazza", „Ned" meint eher verknüpfen, zusammendrehen wie in „nesteln" oder auch in „Netz". Das erinnert daran, dass die Brennnessel eine uralte Gespinstpflanze ist. Von Albertus Magnus (1193 – 1280) stammen Berichte über die Herstellung von Nesseltüchern aus Brennnessel. Später gab es Nesselmanufakturen in ganz Deutschland. Heute versucht man, an diese alten Traditionen mit „Hightech" wieder anzuknüpfen. Zur Zeit laufen wissenschaftliche Versuche, eine Zuchtform der Brennnessel gleich mehrfach zu vermarkten: die Blätter als Medikamente, die Früchte als Öl und die Stängel als Faserstoffe.

Ein einfaches Stück Stoff wird nach wie vor „Nesseltuch" genannt, obwohl es längst aus Baumwolle hergestellt wird.

Die Fasernessel

Die große Brennnessel wird auch Fasernessel genannt. Im Mittelalter verarbeiteten die Menschen die kräftigen Fasern zu Tauen, Schnüren, Fischernetzen und Stoffen. Vom 18. Jahrhundert an verdrängte die geschmeidigere Baumwolle die Brennnessel. Mitte des letzten Jahrhunderts wurde sie als heimischer Rohstoff wieder entdeckt. Inzwischen gibt es viele neue Patente auf Produktideen aus Brennnessel; z.B. Tücher, Papierqualitäten, Verbundstoffe und Verpackungen. Nicht nur als nachwachsender Rohstoff hat die Brennnessel eine große Karriere vor sich.

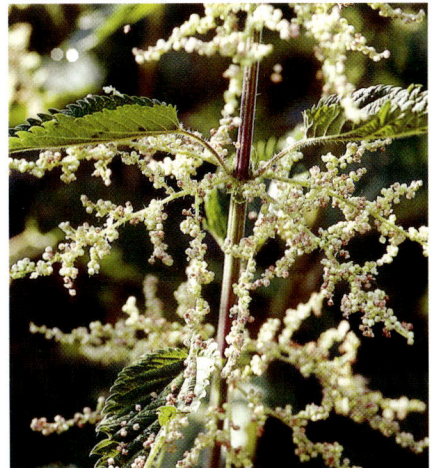

Die Früchte der weiblichen Brennnessel werden oft fälschlicherweise als Samen bezeichnet.

Im Märchen von der „Jungfrau Maleen" sind es die feinen Fäden der Brennnesselfaser, welche die Herzen zusammenbinden, und in dem Märchen „Die wilden Schwäne" helfen sie, den bösen Zauber magisch zu brechen.

■ Ernte und Kulinarisches

Vielleicht werden wir noch erleben, dass dieses „Unkraut" schlechthin als wichtige Kulturpflanze großflächig angebaut wird.

„Siehst Du diese Brennnessel, die ich in meiner Hand halte?
Davon wachsen viele rund um die Höhle, in der du schläfst;
nur diese dort und die, welche auf den Gräbern des Friedhofs sprießen,
sind brauchbar, das merke dir.
Du musst sie pflücken, obwohl sie die Blasen auf deine Haut brennen;

Sie hätte es verdient. Das finden inzwischen auch die Feinschmecker. Luxusrestaurants lassen sich 50 g Brennnesselspitzen für ca. 2 Euro zuschicken.

Der Brennnessel reserviert man am besten im Garten einen festen Stammplatz. So hat man immer saubere und unbelastete Pflanzen, und die Schmetterlingsraupen freuen sich. Im Frühjahr gibt es die feinsten Sprossen und Blätter zu sammeln. Die Triebspitzen sind jedoch das ganze Jahr über schmackhaft. Die harten Stängel sind zum Verzehr nicht geeignet. Vor Schmerzen braucht man schon beim Pflücken keine Angst zu haben. Der Trick besteht darin, einfach ganz beherzt und kräftig zuzufassen. Dann zerquetscht man die Brennhaare zwischen den Fingern und sie können die Haut nicht mehr einritzen. Auch eine entschlossene Bewegung von unten nach oben verhindert das gefürchtete Brennen. Bei Kindern ist diese Technik als kleine „Mutprobe" beliebt. Oder man fasst nur die äußerste Blattspitze an, schneidet die obersten Blätter ab und lässt dann die Pflanze in den Korb fallen. Handschuhe sind dann nicht mehr notwendig.

Im Herbst kann man die Früchte von den großen Brennnesseln absammeln, trocknen und als Gewürz benutzen.

brich die Nesseln mit deinen Füßen,
da erhältst du Flachs;
aus diesem musst du elf Panzerhemden zwirnen und stricken,
mit langen Ärmeln,
wirf diese über die elf wilden Schwäne,
dann ist der Zauber gebrochen."
Hans Christian Andersen (1805-1875)
in dem Märchen „Die wilden Schwäne"

■ Küchentipps

Genießbar wird die Brennnessel durch kurzes Blanchieren oder Einlegen in Öl. Öl nimmt den Brennhaaren ihre Wirkung. Klein gehackte Brennnesseltriebe in Butter ergeben einen ausgefallenen und aromatischen Brotaufstrich. Junge Blätter geben Rühreiern, Salaten und Suppen ein feines Aroma. Sie können auch einzeln in Bierteig ausgebacken werden (siehe *Seite 35*).

Brennnessel-Gemüse

(für 4 Personen)

1 kg	Brennnesseln
1	Zwiebel
	Salz, Pfeffer, Muskatnuss
	Zitronensaft
	Crème fraîche

Blätter von Stielen trennen. Brennnessel zunächst in kochendem Salzwasser blanchieren, abtropfen, abschrecken (soll die Farbe erhalten bleiben, Eiswasser verwenden), grob hacken, mit gedünsteten Zwiebelwürfeln kurz erhitzen und mit Salz, Pfeffer und Muskat abschmecken, eventuell mit Zitronensaft und Crème fraîche verfeinern. Der Brennnesselspinat mundet auch vorzüglich mit Giersch oder Taubnessel kombiniert. Botanisch sind Brennnessel und Taubnessel übrigens nicht verwandt.

Frühlings-Tee zur Entgiftung

(für 2 Tassen)

1 Hand voll	Brennnessel-Blätter
¼ l	Wasser

Die Blätter in das kochende Wasser geben und fünf Minuten weiterkochen.Dann abseihen und schluckweise trinken. Morgens und abends eine Tasse ist die ideale Frühjahrskur.

Spargel mit Brennnesselsoße „Jungfrau Maleen"

(für 4 Personen)

2 kg	deutscher Spargel
	Salz
2 TL	Butter
1 Pr.	Zucker
3	Eier
1	Zwiebel
	Knoblauchzehen
	nach Geschmack
100 g	Champignons
150 g	Brennnesselspitzen
100 ml	Sahne
	Gemüsebrühe
	weißer Pfeffer, Salz

Den Spargel schälen und in reichlich kochendem Salzwasser mit Butter und einer Prise Zucker bissfest garen. Die Eier hart kochen, abschrecken, schälen und klein würfeln. Die Zwiebel fein würfeln, die Knoblauchzehen pressen. Die Champignons putzen und in Streifen schneiden. Die Brennnesselspitzen kurz blanchieren und ebenfalls in Streifen schneiden. Die Zwiebeln in Butter glasig dünsten, die Pilze dazugeben und kurz anbraten. Mit Sahne ablöschen und bei kleiner Hitze einkochen. Wenn die Soße sämig geworden ist, die Brennnesseln hinzufügen. Mit wenig Gemüsebrühe, Pfeffer und Salz abschmecken. Die Eier unterheben und mit dem Spargel auf vorgewärmten Tellern servieren. Mit Wildblüten garnieren. Dazu passen neue Kartoffeln.

Brennnesselshake „Wilder Frühling"

(für 4 Gläser)

250 g	Brennnesselblätter
1 l	Buttermilch
4 TL	Frusip's Orange-Karotte
1 Prise	Salz
evtl. 1 TL	Inulin 90 HT

Die Brennnesselblätter waschen und trockenschleudern, pürieren oder entsaften. Mit den restlichen Zutaten mischen, eventuell mit Eiswürfeln kühlen. Fertig.

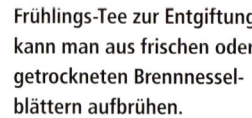

Frühlings-Tee zur Entgiftung kann man aus frischen oder getrockneten Brennnesselblättern aufbrühen.

FICHTE UND TANNE –
Die heiligen Bäume

Botanischer Name: *Picea abies* = Fichte
Abies alba = Tanne (*Pinaceae*)
Andere Namen: Apothekenübliche
Bezeichnung der Knospen: *Pini gemma*
Verwendbare Pflanzenteile: Junge
Triebe, der so genannte „Maiwuchs"
Doppelgänger: Gefährlich wäre nur
eine Verwechslung mit der giftigen Eibe.
Doch die Eibe ist ein immergrüner
Busch, der sich deutlich von den Bäu-
men unterscheidet.
Inhaltsstoffe: verschiedene ätherische
Öle, z.B. Oleum terebinthinae, Harze,
Vitamin C, organische Säuren.
Wirkung: Hausmittel gegen Frühjahrs-
müdigkeit, Erkrankungen der Atem-
wege, Erkältungen, Gicht, Rheuma-
tismus, Magenbeschwerden und
Zahnfleischbluten, nervenberuhigend
und durchblutungsfördernd.

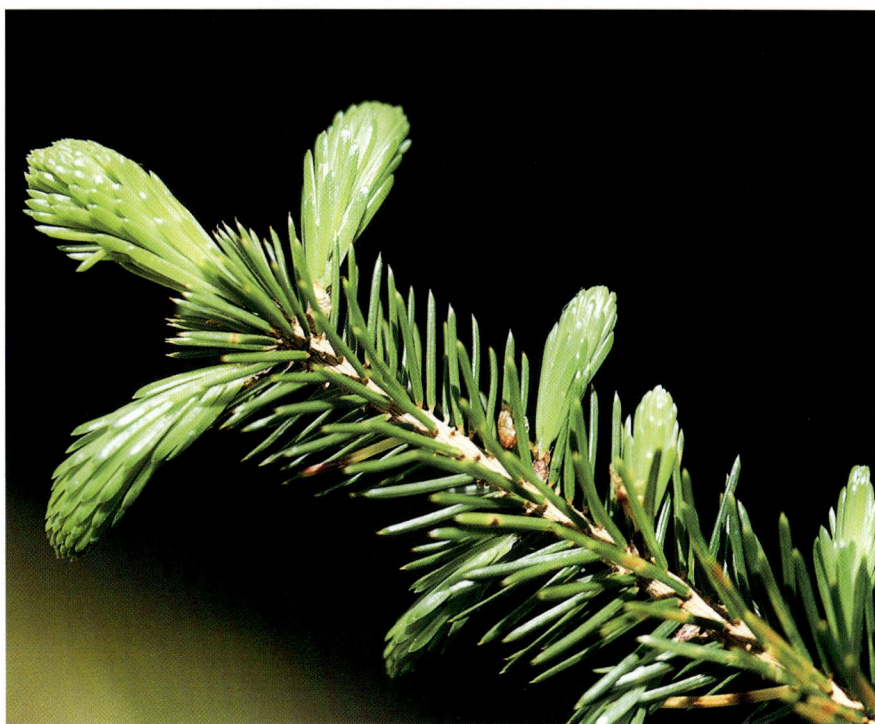

Im Frühsommer grüßen die hellgrünen Fichtenspitzen schon von weitem und laden zum direkten Verzehr ein. Ein Versuch lohnt sich.

■ Botanik

Bis ins 14. Jahrhundert hinein dominierten Buchen die Wälder unserer Heimat. Nach rücksichtslosen Rodungen und großer Holznot wurde im 19. Jahrhundert kräftig wieder aufgeforstet; hauptsächlich mit Fichten. Die Fichte ist heute der häufigste Nadelbaum in unseren Wäldern. Sie ist ein immergrüner, stattlicher Nadelbaum und zeichnet sich durch besondere Anspruchslosigkeit aus. Sie kommt auch noch auf 2.000 Meter Höhe vor. Die Fichte bevorzugt nordisches Klima, das heißt kühl mit hoher Luftfeuchtigkeit und kalten Wintern. Die breite, flache Wurzel liegt knapp unter der Erdoberfläche. Daher ist ihr Anbau auf

Böden, die wenig Halt geben, riskant. Bei den großen Stürmen in den letzten Jahren wurden immer wieder ganze Fichtenwälder vernichtet, da die Monokulturen heftigem Wind nicht standhalten können. Trotzdem gilt die Fichte auch heute noch als der Brotbaum der Waldbesitzer. Sie wird weiterhin viel angebaut, allerdings inzwischen mehr im Mischbestand mit tief wurzelnden Laubbäumen. Die Fichte ist empfindlich gegenüber Abgasen, unter Wildverbiss leidet sie jedoch kaum. Sie wird 200 bis 600 Jahre alt. Im Alter von rund 100 Jahren liefert die Fichte wertvolles Bau-

holz. Minderwertiges Holz findet in der Papierindustrie Verwendung. Langsam gewachsene Fichten sind außerdem das beste Holz für hochwertige Geigen. Früher suchten die Geigenbauer in den Wäldern ihre Klanghölzer selbst. Sie beklopften die Fichtenstämme und lauschten. Es dauerte oft wochenlang, bis sie einen geeigneten Baum gefunden hatten. Ihre Namen waren „Stradivari", „Amati" oder „Bergonzi". Und nicht zuletzt ist die Fichte der Weihnachtsbaum schlechthin.
Die Fichte wird von Laien vielfach mit der Tanne gleichgesetzt.

Die Tanne, auch Weißtanne genannt, ist wesentlich anspruchsvoller als die Fichte. Sie bevorzugt mineralstoffreichen, lehmigen Boden. Man kann die Tanne leicht von der Fichte unterscheiden, denn ihre Nadeln stehen nur nach zwei Seiten ab und nicht wie bei der Fichte um den ganzen Zweig herum. Außerdem stehen die Tannenzapfen aufrecht auf den Ästen, während die Fichtenzapfen herunterhängen. Die Tanne ist auch empfindlicher gegenüber Temperaturschwankungen. Im Gegensatz zur Fichte hat die Tanne eine starke Pfahlwurzel, die tief in den Boden eindringt. Sie ist dadurch nicht Windwurf gefährdet.

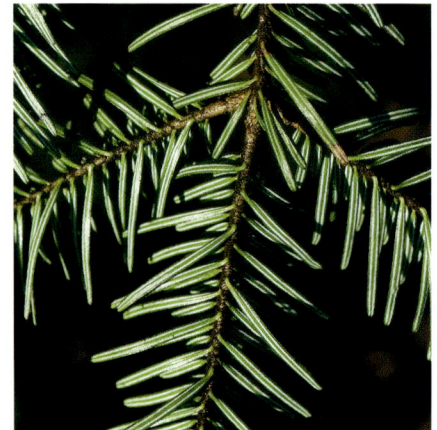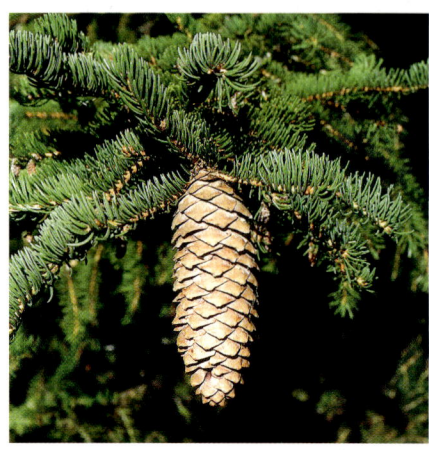

Man kann die Tanne (links) leicht von der Fichte (rechts) unterscheiden: Ihre Nadeln stehen nur nach zwei Seiten ab und nicht wie bei der Fichte um den ganzen Zweig herum. Außerdem stehen die Tannenzapfen aufrecht auf den Ästen, während die Fichtenzapfen herunterhängen.

■ Geschichte und Mythos

Fichte und Tanne scheinen im Vergleich zu den Laubbäumen bei Germanen und Kelten weniger beachtet worden zu sein. Das liegt wahrscheinlich auch daran, dass vor der Wende zum zweiten Jahrtausend Laubbäume in Mitteleuropa dominierten. Auch an Wallfahrtsorten und als heidnischer Kultbaum sind die Nadelbäume nicht häufig.

Die Tanne soll sich, der Sage nach, allein schon dadurch auszeichnen, dass sie das Holz für das Kreuz Christi stellte. Als Jesus Christus von seinen Feinden verfolgt wurde, rettete er sich unter eine Tanne. Zur Erinnerung an dieses Ereignis wurde sie „immergrün". In vielen weiteren religiösen Erzählungen ist von „heiligen" Tannen die Rede. Der römische Geschichtsschreiber Cornelius Tacitus (55 – 120 n.Chr.) berichtet von dem germanischen Fest der Göttin Tansana, bei welchem Tannenzweige in der Hand getragen wurden. Von diesem Brauch leitet Perger in seinem Buch über Pflanzensagen die Verwendung von Tannenzweigen in der Weihnachtszeit und unseren „Tannenbaum" ab, der heute so oft eine Fichte ist (Perger 1978). Tannenwälder galten in vorchristlicher Zeit in Mitteleuropa ebenso wie Eichenwälder als heilig. Der Tempel der Tansana soll zwischen Ems und Lippe gestanden haben, vermutlich in einem Tannenhain.

Tannen- und Fichtenzweige sollen auch wegen ihrer stacheligen Nadeln Hexen und anderes Unheil abwehren. In badischen Dörfern werden am Palmsonntag mit Bändern verzierte Tannenzweige über den Stalltüren befestigt. Sie sollen das Vieh schützen und vor Blitzschlag bewahren. Hin und wieder wurden auch Fichtenzweige verwendet, um Unheil abzuwehren. Als Schutz gegen Blitzeinschlag legte man Fichtenspäne unter das Bett. In der Volksmedizin dienen sowohl Fichte als auch Tanne zum Vertreiben der Gicht. Man stellte sich vor, dass die Gicht auf das Nadelholz übertragen wird und dann den Patienten nicht mehr peinigt.

Daran erinnert noch der alte Zauberspruch:

„Guten Morgen, Frau Fichte,
Da bring ich Dir die Gichte."

Im Allgäu vertreibt man die „kalte Gicht", wie der akute Gelenkrheumatismus genannt wurde, indem man dem Kranken an Händen und Füßen die Nägel schneidet. Die abgeschnittenen Nägel werden in ein Stück Papier eingewickelt und am frühen Morgen einer jungen Fichte unter die Rinde geschoben. Dazu sprach man:

„Guten Morgen, Fichten,
Heil mir meine Gichten!"

Das Heilen von chronischen Erkrankungen wie Rheuma und Arthritis war offensichtlich schon immer ein Problem, dem man sich mit besonderen Methoden nähern musste!

Fichtenzapfen galten im Mittelalter als Mittel gegen Warzen. Gegen Zipperlein, Kreuzschmerzen und Rheumatismus soll ein Pechpflaster aus dem Harz der Bäume Wunder wirken. Abkochungen der Triebspitzen waren auch schon bekannt und sollten bei Skorbut und Lungentuberkulose helfen. Aus heutiger Sicht, in Kenntnis ihres hohen Vitamin-C-Gehaltes, ein gar nicht so abergläubisches Unterfangen.

Auch der lateinische Name der Fichte *Picea* verweist auf alte Geschichten. In *Picea* steckt „pix", was so viel wie „Pech" bedeutet. Aus dem Teer, dem Harz der Fichten, wurde im Mittelalter eine schwarze, zähe Masse, das Pech, hergestellt. Feinde mussten damit rechnen, dass es von Mauern und Burgzinnen über ihren Kopf geschüttet wurde. Manchmal soll es gelungen sein, sie mit dieser Methode in die Flucht zu schlagen: „Pech gehabt!"

■ Wirkung

Fichtenspitzen sind ein altbewährtes Hausmittel gegen Frühjahrsmüdigkeit. Sie enthalten reichlich Vitamin C. Bei Erkrankungen der Atemwege werden die Sprossen oder das Öl aus Nadeln und Zapfen zur Heilung eingesetzt. Als Badezusatz ist es wirksam gegen Erkältungen, und es beruhigt die Nerven. Gicht, Rheumatismus, Magenbeschwerden und Zahnfleischbluten werden in der Volksmedizin mit Fichtenrezepturen behandelt. Das aus Tannenzapfen oder Tannennadeln gewonnene ätherische Öl wird zum Inhalieren bei Erkältungen oder zum Einreiben verwendet. Die jungen Triebspitzen von Fichte und Tanne lassen sich zu einem angenehm beruhigenden Aufguss für das Badewasser nutzen. Dazu kocht man eine Hand voll junge Triebe in 1/4 Liter Wasser auf, lässt es etwas ziehen und gibt den Aufguss ins Badewasser. Die ätherischen Öle und das frische Harz wirken leicht hautreizend, also durchblutungsfördernd und gleichzeitig nervenberuhigend, schleim- und hustenlösend. Für einen Tee überbrüht man ein paar frische Triebspitzen mit kochendem Wasser, lässt das Ganze einige Minuten ziehen und gießt dann den fertigen Tee ab. Am besten mit Fichtenhonig süßen. Fichtennadel-Erkältungsbäder und Fichtennadel-Franzbranntwein sind wohl die populärsten Fichtennadelartikel. Und wer sie

Mit Kindern unterwegs: Die Rindengalerie

Auf einfache Weise kann man Abdrücke von verschiedenen Baumrinden herstellen und zu einer Galerie zusammenstellen. Eine Rindenausstellung ist sehr dekorativ und eignet sich für verschiedene Ratespiele.

Zubehör:
- Papierbogen
- Tesa-Krepp
- Wachsmalstifte
- verschiedene Bäume

Anleitung:
Papierbogen mit Tesa-Krepp auf die Baumrinde kleben. Mit den Wachsmalstiften leicht über das Papier reiben, bis der Untergrund deutlich wird.
Für den Anfang ist es leichter, Abdrücke von glatten oder jungen Baumrinden anzufertigen. Mit derselben Technik lassen sich auch Blätter abbilden.

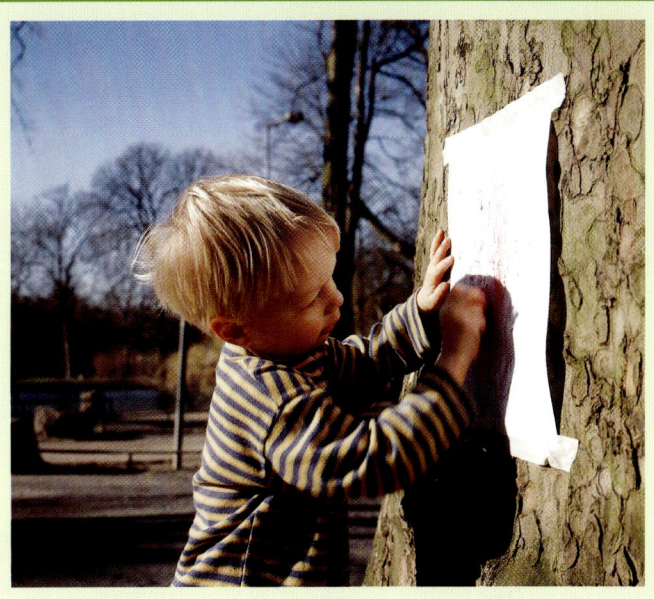

jemals verwendet hat, weiß, wie gut sie tun. Weniger bekannt ist, dass man aus dem Maiwuchs ganz einfach eigene Produkte herstellen kann, die außerdem noch eine kulinarische Köstlichkeit sind.

■ Ernte und Kulinarisches

Im Mai zeigen sich schon von weitem die jungen hellgrünen Triebe der Fichte. Ihre Nadeln sind zuerst noch ganz weich, so weich, dass sie auch direkt vom Baum schmecken. Es lohnt sich, das mal zu probieren, denn der Geschmack der jungen Nadeln ist unverwechselbar frisch und gleichzeitig harzig; ein ungewöhnliches Geschmackserlebnis. Das ist der richtige Zeitpunkt für die Ernte.

Bei den Ökologen genießt die Fichte keinen so guten Ruf, weil durch Fichtenmonokulturen unsere Wälder verarmten. Dafür schätzen sie die neuen Wildpflanzenköche wegen der aromatischen Maitriebe umso mehr. Das Angebot an Fichtentrieben ist im Mai unübersehbar groß. Man kann es sich wirklich leisten, die Feinsten auszuwählen. Dazu sucht man ein Waldgebiet auf, das sich in möglichst unbelasteter Natur befindet. Das Sammeln der Triebspitzen lässt sich im Frühsommer wunderbar mit einem Wochenendausflug in ruhige und saubere Waldgebiete verbinden. Wichtig ist es, nur von ausgewachsenen Bäumen jeweils ein paar Spitzen zu ernten, um den Fichten nicht zu schaden. Bricht man die Triebe an der Krone jüngerer Bäume, kann das zu Verkrüppelungen führen. Am besten geeignet sind die mittleren Äste, denn die sind für die Entwicklung des Baumes verzichtbar und außerdem sauber. Mit dem so genannten Maiwuchs der Nadelbäume lassen sich alle guten und gesunden Gerüche von Wald, Weihnachten und Hustenbonbons in die Sommerküche holen. Dazu werden die hellgrünen, weichen Triebe nur mit Wasser aufgesetzt. Aus solchen Fichten- oder auch jungen Tannentrieben lässt sich ein „Spitzen"-Honig ohne die Hilfe von Bienen herstellen. Dieser Honig, der streng genommen ein Sirup ist, besitzt einen interessanten Harzgeschmack und ist zudem ein exzellentes Hustenmittel. Gut schmeckt er auch als Brotaufstrich oder als Süße im Tee.

Spitzenhonig „Waldfee"	
(für 2 Gläser)	
3 Hand voll	Triebspitzen (Fichte, Tanne oder auch Kiefer)
2 Hand voll	Walderdbeerblätter, wenn vorhanden
1 l	Wasser
1000 g	feiner Kandis

Der Honig „Waldfee" ist eigentlich ein Sirup. Die sauberen Spitzen waschen und in einem Küchentuch trockenschleudern. Mit den gewaschenen Walderdbeerblättern in einen Topf geben, mit kaltem Wasser bedecken und zwanzig Minuten köcheln lassen. Die Masse drei Tage kühl und dunkel wegstellen. Danach abseihen, die Spitzen gut ausdrücken und die Flüssigkeit bei kleiner Hitze mit etwa derselben Menge Kandiszucker dick einkochen. Dafür einen großen Topf verwenden, denn die Masse schäumt mächtig auf. Den Schaum abschöpfen.

Bei diesem Rezept kann man den Harzgeschmack noch verstärken, indem man ein sauberes Stückchen Tannen- oder Fichtenharz dazu gibt. Diese finden sich vielfältig an der Rinde der Nadelbäume. Den Spitzenhonig „Waldfee" heiß in Gläser füllen.

Tipp: Die ausgedrückten Fichtenspitzen ergeben einen erfrischenden Zusatz für ein Bad, wenn sie nochmals in Wasser aufgekocht werden.

Man kann den Sirup auch weiter eindicken bis er ganz zähflüssig ist. Dann gießt man ihn auf ein mit Butterbrotpapier ausgelegtes Backblech, lässt die Masse abkühlen, schneidet sie dann in mundgerechte Stückchen und erhält so die besten, eigenen Hustenbonbons.

Spitzenlikör „Pini Gemma"	
(für 1 Flasche)	
2 Hand voll	Triebspitzen
1 Flasche	Wodka oder Gin
100 g	Kandis (mehr oder weniger nach Vorliebe)

Die sauberen Spitzen waschen und in einem Küchentuch trockenschleudern. In eine Flasche geben und mit dem Alkohol und dem Kandis auffüllen. Auch bei diesem Rezept kann man den Harzgeschmack noch durch Zugabe eines sauberen Stückchen Tannen- oder Fichtenharz verstärken. Den Aufguss gut verschließen und mindestens drei Monate ziehen lassen, ab und zu durchschütteln. Danach gut filtern. Dazu eignet sich ein Kaffeefilter. In Flaschen füllen und nochmals ein paar Monate ruhen lassen.

Im Sommer

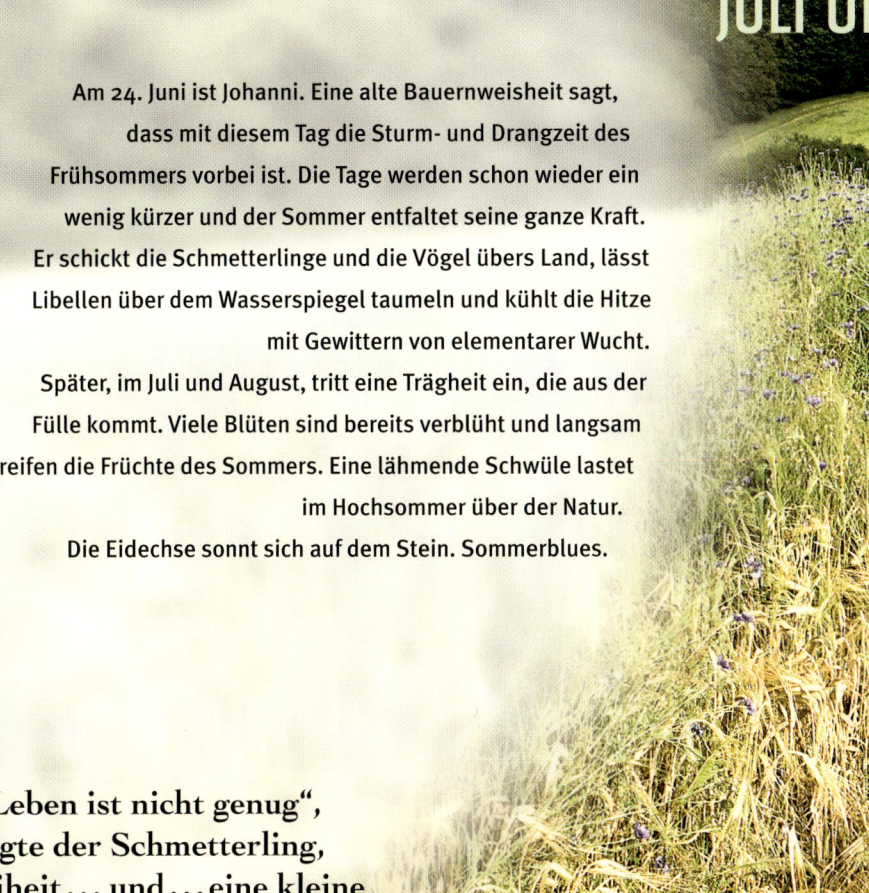

Am 24. Juni ist Johanni. Eine alte Bauernweisheit sagt, dass mit diesem Tag die Sturm- und Drangzeit des Frühsommers vorbei ist. Die Tage werden schon wieder ein wenig kürzer und der Sommer entfaltet seine ganze Kraft. Er schickt die Schmetterlinge und die Vögel übers Land, lässt Libellen über dem Wasserspiegel taumeln und kühlt die Hitze mit Gewittern von elementarer Wucht. Später, im Juli und August, tritt eine Trägheit ein, die aus der Fülle kommt. Viele Blüten sind bereits verblüht und langsam reifen die Früchte des Sommers. Eine lähmende Schwüle lastet im Hochsommer über der Natur. Die Eidechse sonnt sich auf dem Stein. Sommerblues.

„Leben ist nicht genug",
sagte der Schmetterling,
„Freiheit … und … eine kleine
Blume muss man auch haben."
Hans Christian Andersen
(1805 – 1875)

BASISREZEPTE

Wildkräuter-Buttermilchflip

(für 4 Personen)

150 g	Brennnesselspitzen oder Blättermischung aus Löwenzahn, Giersch, Taubnessel, Sauerampfer
1	Apfelsine
1	Banane
1 l	Buttermilch

Blätter und Apfelsine entsaften, die Banane zerdrücken. Alle Zutaten zusammen mit gekühlter Buttermilch verrühren. In Gläser füllen und sofort servieren. Eventuell mit einer Gänseblümchenblüte servieren.

Wildfrüchteeis

(für 4 Personen)

1	Eiweiß
150 g	Wildfrüchtesaftkonzentrat (Brombeeren, Hagebutten oder Schlehen)
100 g	Zucker
150 g	Milch
200 g	Sahne
1 EL	Obstler

Das Eiweiß fest schlagen und mit allen Zutaten verrühren und in die Eismaschine füllen.

Rosen/Holunder-Sorbet

(für 4 Personen)

¼ l	Rosen-/Holundersirup
¼ l	Rosé/Weißwein

Sirup und Wein mischen. Einige Stunden in der Tiefkühltruhe frosten. Mit der Gabel etwas lockern und servieren. Mit Rosenblättern bzw. Holunderblüten garnieren.

Wildkräuter-Sorbet

(für 4 Personen)

1 Tasse	fein gewiegte Wildkräuter: Giersch, Taubnessel, Sauerampfer
10 Kugeln	Zitroneneis
2 Tassen	geschlagene Sahne
2 Glas	Sekt

Die Wildkräutermischung waschen, trockenschleudern und fein hacken. Eis, Sahne, Sekt und Kräuter zu einer Creme verrühren. In der Tiefkühltruhe kurz frosten. In Eisbechern anrichten und mit einem Wildkräuterblatt garnieren.

Sommer im neuen Naturpark Soonwald.

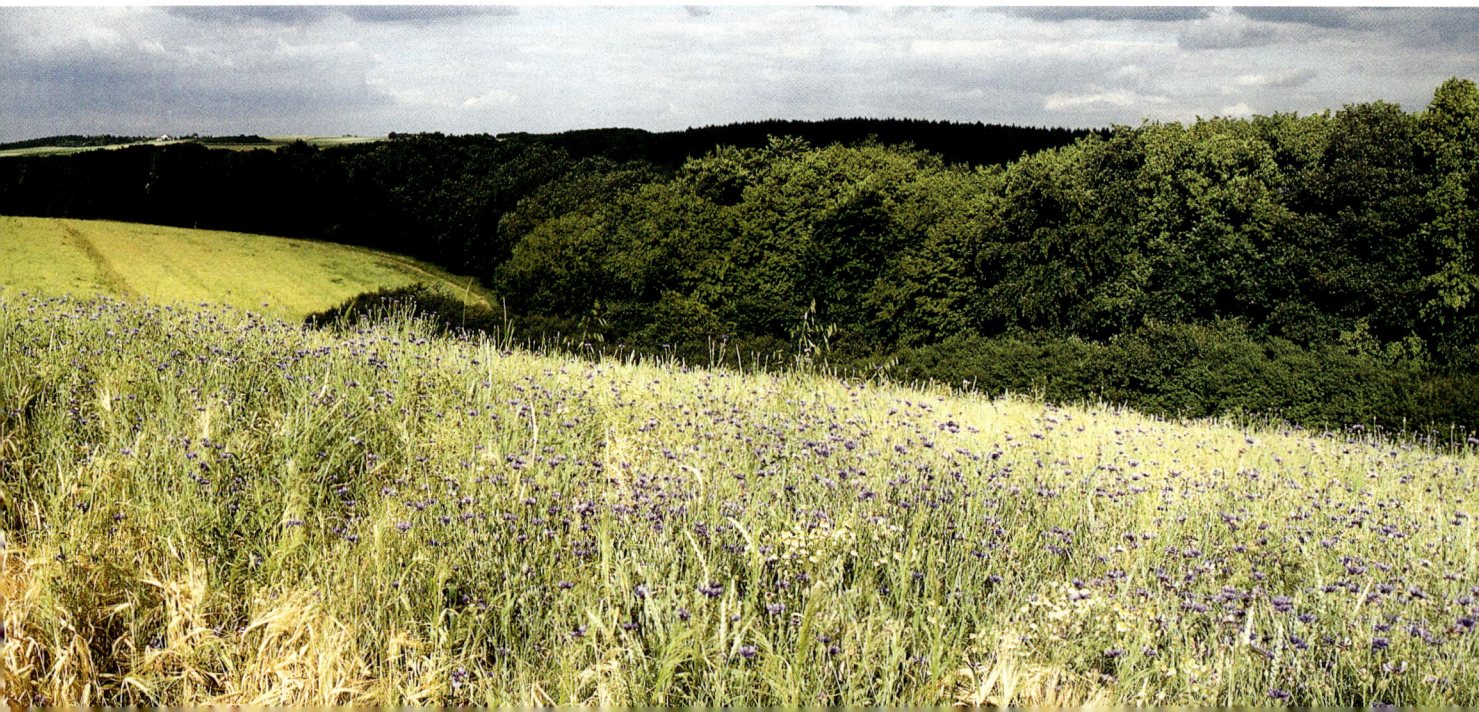

GÄNSEBLÜMCHEN –
Tausendschön der Wiesen

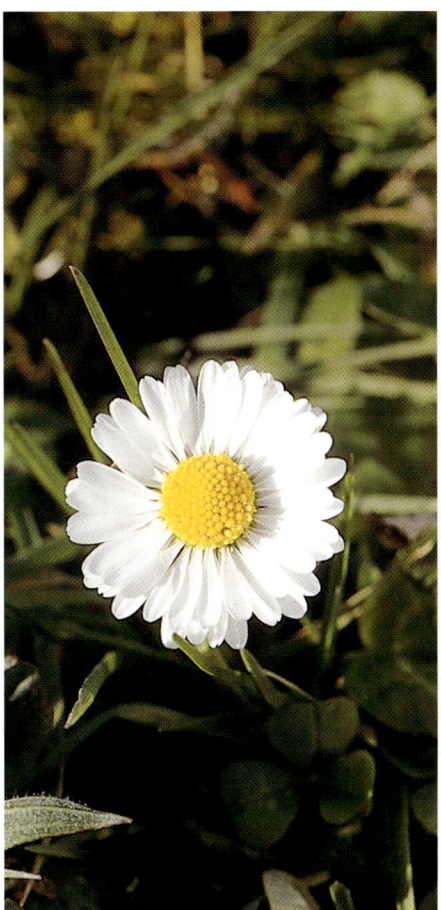

Gänseblümchen kann man fast das ganze Jahr ernten.

Botanischer Name: *Bellis perennis* *(Asteraceae)*
Andere Namen: Maßliebchen, Tausendschön, Augenblümchen, Himmelsblume, Marienblümchen, Rupfblume
Verwendbare Pflanzenteile: Blätter, Blütenknospen und Köpfchen
Doppelgänger: Auch das Gänseblümchen kennt jedes Kind. Verwechselungen sind nur mit dem Alpenmaßlieb oder Sternlieb (*Aster bellidiastrum*) möglich, aber sehr unwahrscheinlich, denn diese Pflanze kommt nur in Bergen in einer Höhe zwischen 1000 und 2000 Metern vor. Eine Gefahr besteht aber auch bei einer Verwechslung nicht, denn das Alpenmaßlieb ist nicht giftig.
Inhaltsstoffe/Wirkstoffe: Gerbstoffe, Saponine, Flavonoide, wenig ätherisches Öl, Anthoxanthin.
Wirkung: Stärkung des Immunsystems, Hemmung der Entwicklung und Ausbreitung von Krankheitskeimen, Hemmung der Krebsentwicklung.

„Und sieh nur da,
was für eine niedliche kleine Blume
mit Gold im Herzen und Silber
auf dem Kleid!"
Hans Christian Andersen (1805-1875),
in dem Märchen „Die Gänseblume".

■ Botanik

Das Gänseblümchen bedarf kaum einer näheren Beschreibung, denn jeder kennt diese häufig vorkommende Blüte. Sie ist als Kränzchenblume und aus Liedern und Reimen bekannt.

Das Gänseblümchen gehört zur Familie der Korbblütengewächse und findet sich auf nährstoffreichen Wiesen und Weiden. Es wächst auch im Gartenrasen und an Wegrändern bis auf einer Höhe von 2400 Metern. Das Gänseblümchen ist sehr unempfindlich und blüht von März bis Oktober, bei mildem Wetter sogar das ganze Jahr hindurch. Die Blüten sind je nach Standort hellrosa oder weiß gefärbt. Sie öffnen sich frühmorgens und werden von vielen kleinen Insekten besucht.

■ Geschichte und Mythos

Das Gänseblümchen erfreut sich seit langer Zeit großer Beliebtheit:

„Die Gennssblum ist fürtreffenlich gut zu den lamen glidern / verzeret auch die kröpff / ist gut zu dem Podagra / vnnd hüfftwee/ dann es zerteylt vnnd verzert allerley grobe feuchtigkeyt."
L. Fuchs, Botaniker (1543)

„Fürn krampff / siede die maßlieben in gutem Wein / trincks so du schlaffen wilt gehen / es hilft. Für flecken am leib / siede diss kraut mit der wurzel in regenwasser / wäsche damit die flecken / sie vergehn.../ Massliebchen hevlet die wunden / kület die leber / löschet innerlich hitz."
A. Lonicerus, Botaniker (1564)

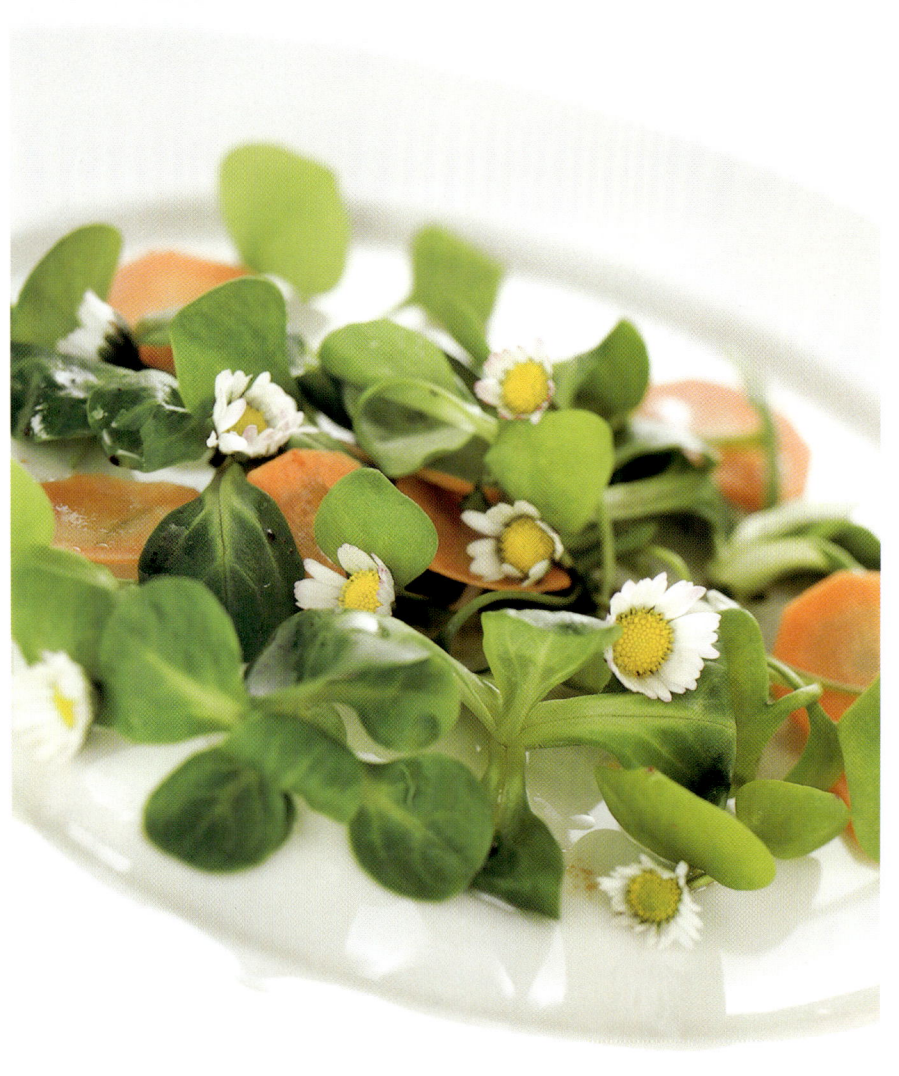

Bei den Germanen war das Gänseblümchen die heilige Pflanze von Ostara, der Göttin der Morgenröte. Mit Gänseblümchen wurden die Pokale des Frühlingsfestes geschmückt. Aus den Blüten flechten Kinder und junge Mädchen seit Jahrhunderten Kränze, Blütenketten und kunstvollen Haarschmuck. Mittelalterliche Autoren rühmen seine wundheilenden Wirkungen, und auch kleinen Kindern half ein aus Gänseblümchen gewonnener Tee beim ersten Stuhlgang. Besonders heil- und zauberkräftig waren die ersten Gänseblümchen, die man im Frühjahr erblickte. In Süddeutschland heißt es, dass man die ersten drei Gänseblümchen, die man findet, essen soll, damit das ganze folgende Jahr von Fieber verschont bleibe. Eine andere Version dieses alten Volksglaubens sagt, dass derjenige, der die ersten drei Gänseblümchen auch gleich verzehrt, den ganzen Sommer nicht von Durst gequält wird und auch keinen Schaden durch „fremdes" Wasser erleidet. Der Aberglauben von den ersten drei Gänseblümchen ist wahrscheinlich sehr alt, denn er findet sich nicht nur in Deutschland, sondern auch in Dänemark, der Schweiz und in Frankreich. Meist sollen die ersten Gänseblümchen gegen Fieber helfen, aber auch von Zahnschmerzen und Krankheiten aller Art ist die Rede.

Darüber hinaus ist das Gänseblümchen im Volksglauben eine beliebte Orakelpflanze. Wer kennt nicht den Abzählreim: „Sie/Er liebt mich, sie/er liebt mich nicht . . ."? Dabei rupft man Blättchen für Blättchen aus. Gänseblümchen heißen deshalb auch

Gänseblümchen passen sehr gut zu allen Arten von Salat.

„Rupfblumen", und ein alter Spruch sagt: „Wer Rupfblumen trägt ungerupft, der weiß nichts Besonderes an seiner Liebsten, wer sie gerupft trägt bis auf zwei Blätter, der versteht dabei Gerechtigkeit, wem aber ein Blättchen stecken bleibt, so bedeutet es, dass ihm Unglück geschehen sei" (Perger 1978).

Seit dem 15. Jahrhundert wurde das Gänseblümchen in Großbritannien regelrecht als Kulturpflanze in Gärten gezogen und als Salat- und Suppenkraut verwendet.

■ Wirkung

Das Gänseblümchen enthält reichlich Gerbstoffe, vor allem eine Gruppe der sekundären Pflanzenstoffe, die Saponine. Saponine sind stark bitter schmeckende Substanzen, die u.a. in Hülsenfrüchten vorkommen. Sie sollen das Immunsystem stärken. Weiter wird ihnen nachgesagt, Krankheitskeime zu bekämpfen und Krebs vorzubeugen. Als Heilpflanze ist das Gänseblümchen jedoch nur wenig erforscht. Gänseblümchenblüten finden sich in verschiedenen Teemischungen zur so genannten „Blutreinigung", denn sie regen mit ihrem bitteren Geschmack den gesamten Stoffwechsel an und sind damit das ideale Frühlingselixier. Das Gänseblümchen galt früher als Allheilmittel gegen Hauterkrankungen, Fieber und Husten. Die heutige Volksmedizin wendet Gänseblümchen zur Appetitanregung und zur Aktivierung von Magen, Leber und Galle an. Blüten und Blätter fördern den Auswurf und können damit bei Asthma und Erkältungen helfen. Es lässt sich gut mit Löwenzahn zu einem Tee kombinieren. Diese Mischung soll die Leber stärken (Teezubereitung: siehe *Seite 29*, Löwenzahn).

■ Ernte und Kulinarisches

Im Frühjahr gehört das Gänseblümchen zu den ersten Blütenpflanzen und danach begleitet es uns fast durch das ganze Jahr. Nach jedem Schnitt ist es wieder da, bis weit in den Herbst hinein.

Die Blütenköpfchen des Gänseblümchens schmecken etwas herb und die Blätter zartbitter. Es hat nicht den ausgeprägten Wohlgeschmack wie der Bärlauch oder die Löwenzahnblätter. Das macht das Gänseblümchen aber mit seinem hübschen Aussehen wieder wett. Jeder Salat und jede Suppe werden zu etwas Besonderem, wenn sie mit Gänseblümchenblüten garniert werden. Als Beigabe bereichern sie auch den Spinat.

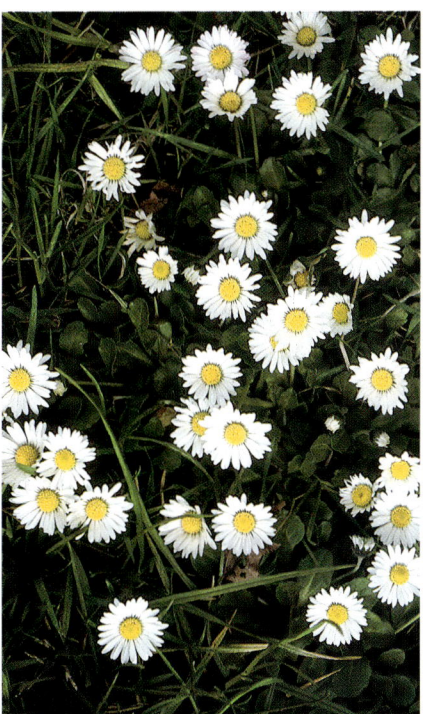

■ Küchentipps

Gänseblümchen passen zu Wildkräutersalaten, in Suppen, zu Gemüse. Sie lassen sich auch in Eiswürfel einfrieren, wie die Holunderblüten (siehe *Seite 39*).

Es lohnt sich nicht, Gänseblümchen zu trocknen. Aber es gibt eine gute Art, sie zu konservieren, und zwar als Kapern. Die Knospen von Gänseblümchen schmecken angenehm nussartig und lassen sich wie Kapern zubereiten und verwenden.

Gänseblümchenkapern

(für 1 Glas)

300 ml	Weinessig
200 g	Blütenknospen
	Salz

Weinessig mit den Blütenknospen aufkochen, mit einer Prise Salz würzen und die Gänseblümchenknospen noch warm in ein Twist-Off-Glas füllen. Die Gläser werden dicht verschlossen und kühl und dunkel gelagert. Nach einer Woche sind sie zum Verzehr bereit. Sie sind eine köstliche Beilage zu Kurzgebratenem und Grillgerichten.

Gänseblümchen sind treue Begleiter fast über das ganze Jahr hinweg. Sie bieten eine kulinarische Überraschung und schmücken Tisch und Teller.

GIERSCH – DER WILDE SPINAT

Botanischer Name: *Aegopodium podagraria (Apiaceae)*

Andere Namen: Podagrakraut, Zaungiersch, Geißfuß, Dreiblatt, Gichtkraut, Zipperleinkraut, Gesel

Verwendbare Pflanzenteile: Blätter, Blattstiele und Blüten

Doppelgänger: Die Familie der Doldenblütler hat einige sehr giftige Mitglieder, die leicht mit Giersch zu verwechseln sind. Doch da es ein einfaches und deutliches Erkennungsmerkmal gibt – der dreieckige Blattstielquerschnitt –, eignet sich auch der Giersch für die wilde Küche. Also beim Schneiden unbedingt auf den Blattdurchschnitt achten, dann kann nichts passieren. Auch der petersilienartige Geruch ist ein untrügliches Kennzeichen. Sammler bekommen sehr schnell einen sicheren Blick für die essbaren Arten. Wer trotzdem nicht ganz sicher ist, sollte auf die Ernte lieber verzichten.

Inhaltsstoffe/Wirkstoffe: Vitamin C, Provitamin A, Eiweiß, Mineralstoffe, ätherische Öle.

Wirkung: Giersch gilt auch nach modernen Heilkräuterbüchern als entgiftend. Das erklärt seine Wirkung bei Rheuma und Gicht. Für Menschen mit solchen Leiden ist Giersch ein ideales Gemüse, das gerade bei häufigem Verzehr wirkungsvoll ist. Der hohe Vitamin-C-Gehalt macht Giersch zu einem besonders gesunden Grünfutter, die ätherischen Öle wirken appetitanregend. Wirkstoffe, die gegen Gicht helfen könnten, sind bisher allerdings bisher im Giersch noch nicht identifiziert worden.

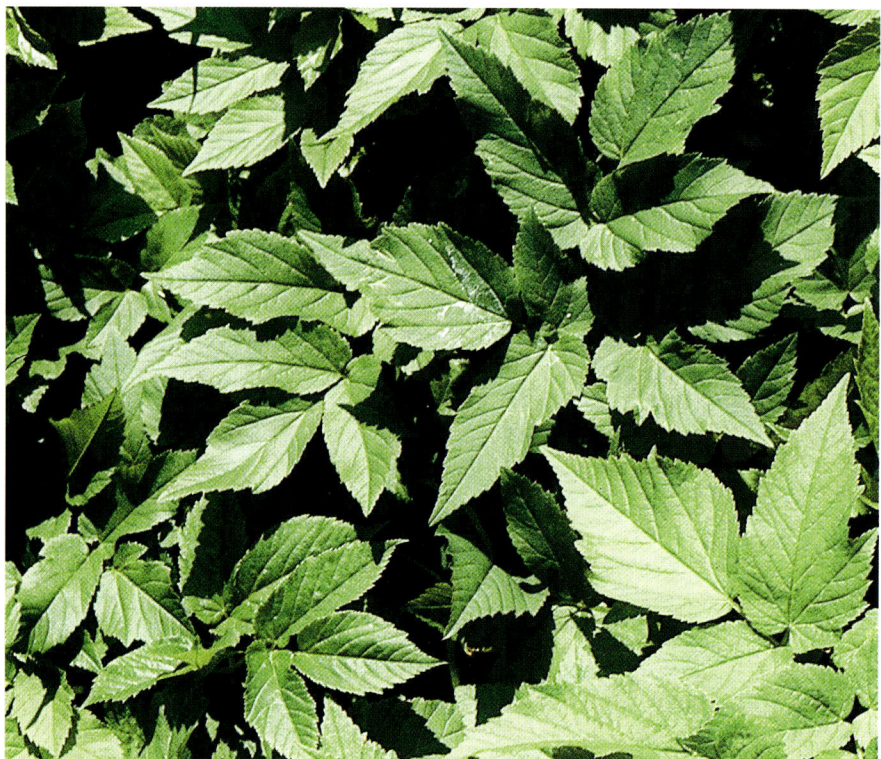

Wer einmal seinen Blick geschult hat, kann die Gierschpflanze fast überall entdecken und hat damit eine solide Basis für die Wildkräuterküche gefunden.

■ Botanik

Giersch gilt vielen Gärtnern als unausrottbares Unkraut. Er gehört zur Familie der Doldenblütler und seine Widerstandsfähigkeit gegen alle Ausrottungsversuche wird eigentlich nur noch von der Quecke übertroffen. Das liegt an seinem stark wuchernden Wurzelstock, der mit seinen langen Ausläufern große Kolonien bildet. Bei aller Liebe zum Giersch braucht er dennoch einen festen Platz, um nicht ins Uferlose zu wachsen. Ähnlich wie bei der Quecke rottet auch Hacken die Pflanze nicht aus, sondern stimuliert nur das Wachstum neuer unterirdischer Triebe. Die dreiteiligen Fiederblätter kommen einzeln aus der Erde und bilden miteinander ein Kreuz. Giersch bevorzugt lehmigen, nährstoffreichen und tiefgründigen Boden und einen halbschattigen Platz. Er findet sich oft in Gesellschaft von Brennnessel und Gundermann.

Giersch blüht im Juni weiß bis rosa. Der Geruch der Blüten erinnert an das Aroma von frischen Möhren und Petersilie. Beide Pflanzen sind miteinander verwandt und gehören zur Familie der Doldenblütler.

Geschichte und Mythos

Überall, wo Menschen den Boden bearbeiten, findet sich auch Giersch. Lange bevor der Spinat im 16. Jahrhundert aus Asien eingeführt wurde, diente der Giersch der armen Landbevölkerung als willkommenes Gemüse. Auch die Römer haben reichlich Giersch gegessen. Im Mittelalter wurde er in Kloster- und Bauerngärten regelrecht angebaut. Als Heilkraut hieß der Giersch Podagrakraut, nach seinem lateinischem Namen „podagraria". „ Podagra" ist das alte Wort für Gicht, besonders die Fußgicht. Der zerquetschte Giersch wurde als schmerzlinderndes Mittel auf die von Gicht befallenen Körperteile aufgetragen. Alkoholische Auszüge der Pflanze wurden früher bei Hautleiden eingesetzt. Noch heute legt man in ländlichen Gegenden Süddeutschlands Gierschblätter bei kleinen Schnittwunden zur Stillung des Bluts auf. Gierschkräuter waren der Hauptbestandteil der berühmten „Neunstärke" (siehe *Seite 33*), die traditionell am Gründonnerstag gegessen wurde. Da die Blätter des Giersch kreuzförmig angeordnet wachsen, wurde die Pflanze als heilig angesehen. Sie war dem heiligen Gerhard geweiht, der als Abt im 10. Jahrhundert lebte. Seitdem wird der heilige Gerhard zur Heilung bei Gicht angerufen. Im Englischen heißt Giersch sogar „Herb Gerhard".

Giersch war auch ein Bestandteil der so genannten Kräuterbüschel, die in der Kirche geweiht wurden und dann als heil- und zauberkräftig galten. Die Büschel fanden sich das ganze Jahr über der Haustür, auf dem Dachboden und am Hausaltar als beständige Hilfsquelle. In ähnlicher Weise wie das Johannisfest als alter Vegetations- und Fruchtbarkeitskult galt, so hatte auch die Weihe der Kräuterbüschel am 15. August ihre Vorläufer in heidnischen Erntefeiern, die später in den Jahreslauf der katholischen Kirche aufgenommen wurden. Erst im Nachkriegsdeutschland wurde aus dem Blattgemüse ein Feind des Gärtners, das mit allen Mitteln verbannt wird.

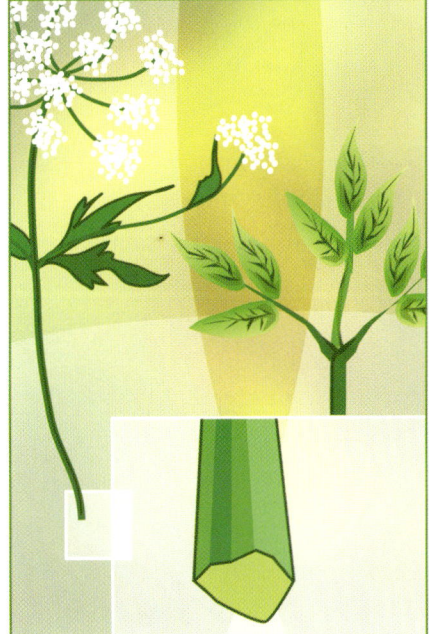

Am dreieckigen Stängelquerschnitt erkennen Sie den Giersch auf den ersten Blick.

Ernte und Kulinarisches

Giersch hat einen feinen, aromatischen Geschmack und kann auch pur genossen werden. Kein Kulturgemüse hat einen vergleichbar intensiven Geschmack; für manchen Gaumen vielleicht gewöhnungsbedürftig. Wer das ganze Jahr frische junge Blätter ernten möchte, sollte den Giersch häufig schneiden. Die Pflanze treibt immer wieder neu. Giersch ist eine gute Grundlage für die Wildkräuterküche, da er fast das ganze Jahr über frisch und in großen Mengen vorhanden ist. Wie alle Wildkräuter sind auch Gierschblätter am frühen Morgen im wahrsten Sinne des Wortes „taufrisch". Roh im Salat schmecken die noch kaum entfalteten Triebe und jungen Blätter am besten. Die reifen Blätter eignen sich besser als wunderbares Gemüse, vergleichbar mit Spinat. Sie schmecken kräftiger. Kurz blanchiert sind sie leckere Zugabe zu Omeletts, Aufläufen und Suppen (siehe Basisrezepte *Seite 22 f.*). Fein geschnitten lässt sich ein köstlicher Quarkaufstrich mit Giersch bereiten. Die Blüten eignen sich als essbare Verzierungen. Je älter die Pflanze wird, desto härter werden die Blätter und umso intensiver der Geschmack. Diese älteren Blätter kann man getrocknet als Gewürz verwenden oder in Essig oder Öl einlegen. So lässt sich das feine Petersilienaroma auch in den Winter hinüberretten. Die Gierschblätter stellen auch eine attraktive Dekoration für kalte Platten mit Käse oder Aufschnitt und eine ungewöhnliche Tischdekoration dar, z. B. als Nester für Ostereier.

Gierschblätter lassen sich in feuchtem Zeitungspapier im Kühlschrank aufheben und kurz blanchiert auch einfrieren.

Gierschgratin mit Morcheln „St. Gerhard"

(für 4 Personen)

250 g	Giersch
250 g	Brennnesselblätter (alternativ frischer Spinat)
2	Zwiebeln
15 g	Trockenmorcheln oder
150 g	frische Morcheln
2 EL	Butter
	Knoblauchzehen nach Geschmack oder Bärlauchpaste
200 ml	Sahne
2	Eier
	Salz und weißer Pfeffer
150 g	Reibkäse
	Paniermehl

Giersch, Brennnessel- oder Spinatblätter gründlich waschen. In einem großen Topf reichlich Salzwasser zum Kochen bringen. Alle Blätter kurz blanchieren (eine Minute). Zum Abtropfen beiseite stellen. Zwiebeln fein würfeln. Die Trockenmorcheln einweichen oder die frischen Morcheln reinigen, trocknen und in grobe Streifen scheiden. In einer tiefen Pfanne die Butter schmelzen, die Zwiebeln dazugeben und glasig dünsten. Gepresste Knoblauchzehe und die Morcheln dazugeben und ein paar Minuten mit dünsten. Die abgekühlten Blätter darunter mischen. Sahne, Eier, Salz, Pfeffer und den geriebenen Käse verrühren und unter die Blättermasse geben. Etwas Käse zurückbehalten. Eine Gratinform buttern, mit etwas Paniermehl ausstreuen, die

Masse einfüllen und zum Schluss den Rest Käse daraufstreuen. Ofen vorheizen. Bei 200 °C etwa 15 Minuten backen.

Kinderschorle „Schmetterlingsbowle"

(für ca. 10 Gläser)

1 l	Apfelsaft
1	Zitrone
1 Bund	Kräuter aus Giersch, Gundermann, Holunderblüten, Zitronenmelisse und Pfefferminze je nach Angebot
1 Flasche	Mineralwasser

Den Apfelsaft und den Saft der Zitrone in ein Bowleglas geben. Die Kräuter waschen und trockenschleudern und als Bund in den Apfelsaft hängen, so dass er gut bedeckt ist. Drei Stunden ziehen lassen und dann den Bund kräftig ausdrücken und entfernen. Zum Schluss das Mineralwasser zugießen. In Gläser füllen und mit den Blättern von Giersch oder Zitronenmelisse garnieren und gut gekühlt servieren, z. B. mit den Holunderblüteneiswürfeln (siehe *Seite 39*).

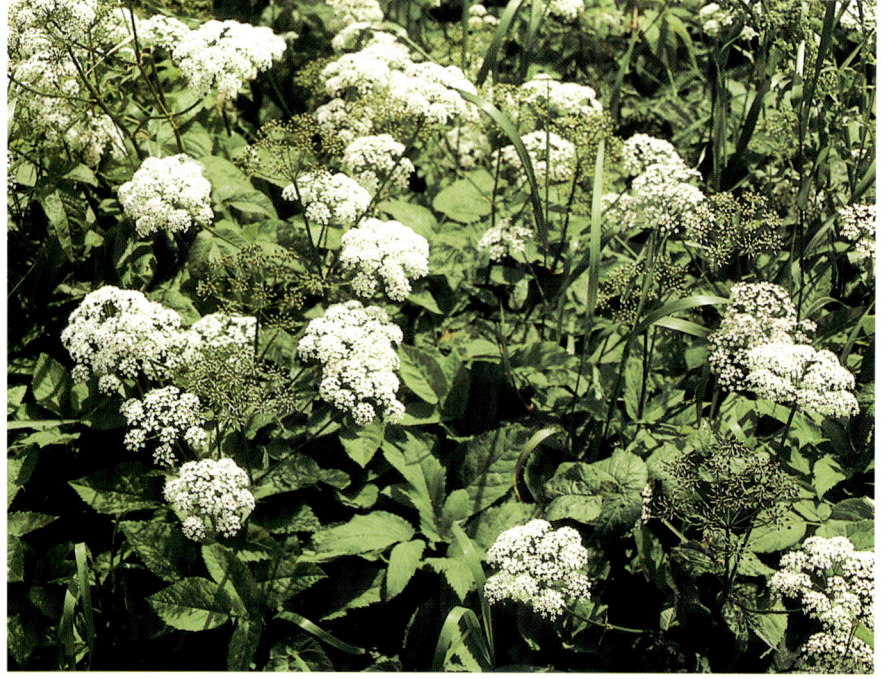

Giersch blüht im Juni weiß bis rosa. Der Geruch der Blüten erinnert an das Aroma von frischen Möhren und Petersilie.

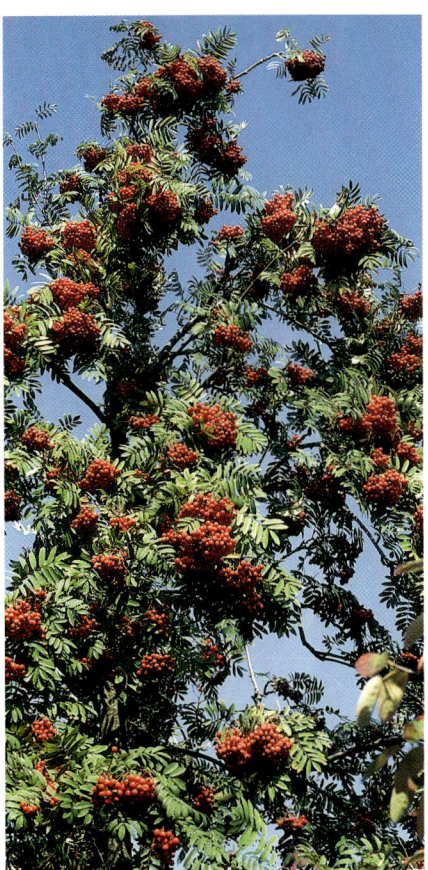

Die Eberesche ist schon von weitem an ihren langen geraden Ästen zu erkennen, die ihre charakteristische Silhouette bilden.

EBERESCHE – Der Blitzbaum

Botanischer Name:
Sorbus aucuparia (Rosaceae)
Andere Namen: Vogelbeere, Wilde Vogelbeere, Aberesche, Eberbaum, Drosselbeere, Drachenbaum, Aressel, Eschrösel
Verwendbare Pflanzenteile: Früchte
Doppelgänger: Eine Verwechslung ist vielleicht mit der Mehlbeere *(Sorbus aria)* möglich, die auch rote, süßbittere Früchte hat. Die Früchte der Mehlbeere sind erst nach einigen Frösten genießbar, aber nicht giftig.
Inhaltsstoffe/Wirkstoffe: Vitamin C, Provitamin A, organische Säuren, z. B. Parasorbinsäuren, Gerbstoff (sekundäre Pflanzenstoffe), wenig ätherisches Öl
Wirkung: Bereits Karl der Große empfahl den Anbau von Ebereschen, um Tee aus Blüten und Früchten zu gewinnen, die Blätter als Viehfutter und die Rinde zum Gerben zu benutzen. Da die Beeren der Eberesche mehr Vitamin C enthalten als Zitronen, sind alle Rezepte mit den Vogelbeeren ein gutes Stärkungsmittel. Sie gelten außerdem als Blutreinigungsmittel und sollen gegen Gicht und Rheuma helfen. Doch als eigentliches Heilmittel kann man die Ebereschenscheinfrüchte wohl nicht bezeichnen. In der Volksmedizin fand die Eberesche relativ selten Anerkennung. Sie wird lediglich als urintreibendes Mittel genannt.
Mus und Marmeladen aus Eberesche wirken appetitanregend und ein Tee aus getrockneten Beeren soll Nieren- und Blasenfunktionen unterstützen.

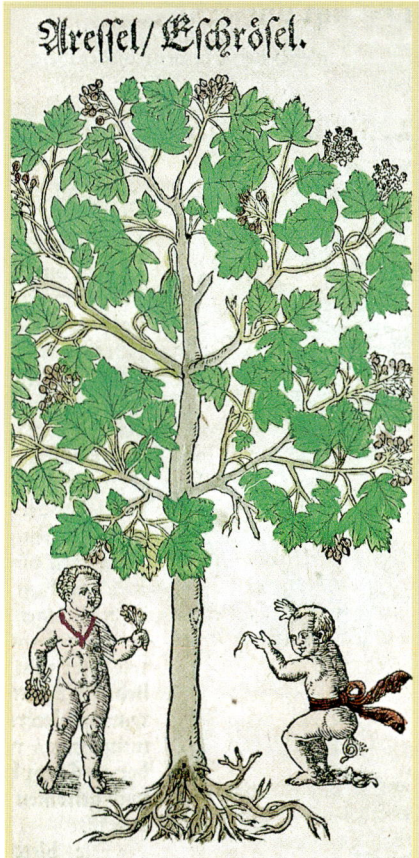

Hieronymus Bock: „Teutsche Speißkammer", Straßburg 1560

■ Botanik

Die Eberesche, auch Vogelbeere genannt, der Baum des Jahres 1997, ist schon von weitem an ihren langen, geraden Ästen zu erkennen, die fast senkrecht nach oben wachsen. Sie bilden ihre charakteristische Silhouette. Auch die Eberesche gehört zur großen Familie der Rosengewächse. Sie ist ein kräftiger Baum für ärmere Böden, der auch Kälte vertragen kann. Die Eberesche findet sich deshalb auch noch im äußersten Norden Mitteleuropas bis nach Norwegen und im Hochgebirge bis zur Grenze des Baumwuchses. Sie ist zäh gegenüber wechselnder Witterung und darüber hinaus auch noch äußerst anspruchslos. Sie wächst sogar noch auf verdichteten, sauren Böden. Daher findet sich die Eberesche ähnlich wie die Birke häufig als Pioniergehölz auf Brachflächen. Forstleute schätzen ihre unkomplizierte Art und forsten schlechte Böden und schwierige Standorte gerne mit Ebereschen auf, da die abfallenden Blätter schnell verrotten und einen guten Humus bilden.

Das Wort „Eberesche" bedeutet eigentlich „falsche" Esche, denn „Eber" kommt von „aber" im Sinne von „falsch" wie auch in Wort „Aber"glauben. Der Name rührt daher, dass ihre gefiederten Blätter der Esche zwar ähneln, beide Pflanzen aber zu verschiedenen Familien gehören. Ihr zweiter Name „Vogelbeere", unter dem sie in manchen Regionen Deutschlands noch bekannter ist, leitet sich wahrscheinlich aus der Beliebtheit ihrer Scheinfrüchte bei Amseln, Staren und Drosseln ab. Früher dienten die roten „Beeren" sogar als Lockmittel beim herbstlichen Vogelfang.

Die Eberesche blüht von Mai bis Juli mit kleinen weißen Blüten, die hübsch aussehen, aber unangenehm riechen. Die Scheinfrüchte erinnern an kleine Beeren, sind aber streng genommen Miniatur-Apfelfrüchte. Sie reifen im August, sind rostrot und sehen ansonsten tatsächlich aus wie kleine Äpfelchen.

Die Vögel verbreiten die Samen der Eberesche mit ihren Ausscheidungen. Viele Vogelarten lieben die Eberesche so sehr, dass zu Winterbeginn oft alle Beeren bereits aufgepickt sind.

Die Früchte und Blätter der Eberesche dienen rund 60 Vogelarten, 40 Insekten- und 30 Säugetierarten als Nahrungsquelle. Das Holz der Eberesche ist ziemlich hart, aber die geringe Stammdicke behindert eine weitere Nutzung als Bauholz oder zur Möbelherstellung .

■ Geschichte und Mythos

Die Eberesche spielt besonders in der nordeuropäischen Mythologie eine überragende Rolle. Das hängt sicherlich mit den beschriebenen pflanzengeographischen Besonderheiten dieses kälteresistenten Baumes zusammen; die Vogelbeere war einfach im Norden besonders häufig anzutreffen. Man maß ihr eine zauberabwehrende Kraft zu. Sie galt in vorchristlicher Zeit als Schutzbaum gegen Blitzeinschläge, Hexen und Drachen. Am Niederrhein nannte man die Eberesche daher auch Drachenbaum.

Im englischen Wort für Eberesche „rowan" steckt noch das alte Wort für „Rune", was so viel bedeutet wie „geheim". Die Priester der Kelten, die Druiden, stellten ihren Zau-

berstab aus Ebereschenholz her. Besondere Opfer- und Gerichtsplätze wurden mit Ebereschen umpflanzt. Für die keltischen Priester war die Eberesche der Baum des Lebens. Viele Sagen berichten auch von der Eberesche als einem „Blutbaum". Blutbäume sollen aus dem Blut unschuldig hingerichteter Menschen entstanden sein. Mit dem Blut wanderte die Seele des Verstorbenen in den Baum. Ein Kreuz aus Zweigen der Vogelbeere hergestellt, schützte vor Hexen. Durch Schlagen der Kühe mit Vogelbeerruten sollten diese mehr Milch geben. Besonders in Süddeutschland gelten viele Vogelbeeren im Herbst als Vorzeichen für einen harten, schneereichen Winter. Gleichzeitig kündigen sie aber auch eine gute Getreideernte an. Viele Vogelbeeren waren aber auch ein Orakel für die menschliche Fruchtbarkeit: Sie sollten viele Neugeborene verheißen. Bei den Germanen war die Eberesche dem Thor heilig. Thor konnte sich aus einem reißenden Strom dadurch retten, dass er eine Eberesche erfasste. Die Eberesche wird auch mit dem Gott des Blitzes in Verbindung gebracht. Das mag an der roten Farbe der Beeren liegen, die Blitz und Feuer entspricht. Im südlichen Böhmen werden die Vogelbeeren in Kränzen und Büscheln vor die Fenster und an die Dächer der Häuser gehängt, um sie vor Blitzschlag zu schützen.

Andererseits hieß es aber auch, dass die Eberesche den Blitz anziehe, weshalb man eine Eberesche nicht in die Nähe des Hauses setzte. Auch in England ist die Eberesche der Blitzbaum. Die Vogelbeere gilt

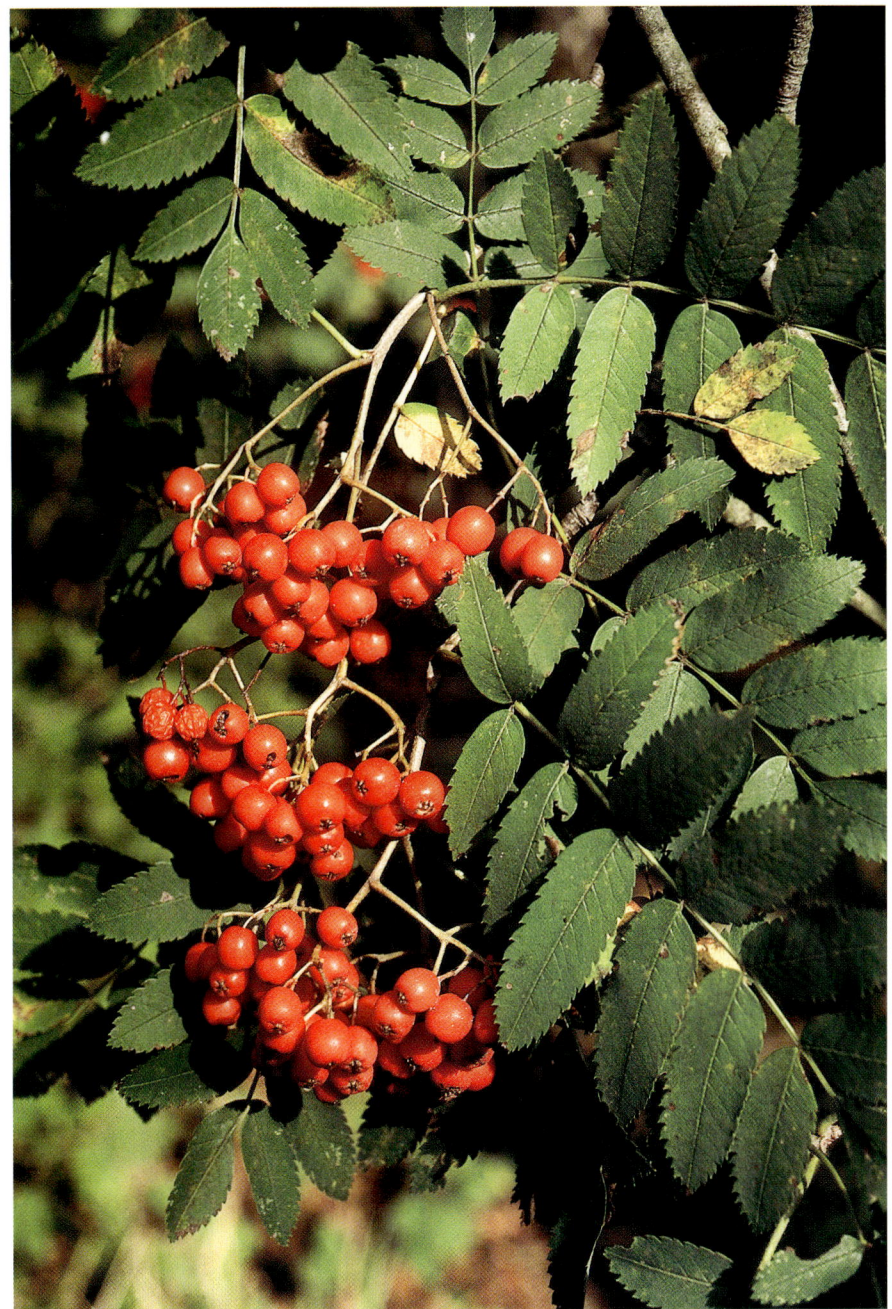

weiterhin als „Wolkenbaum", da ihre gefiederten Blätter an „gefiederte" Wolken erinnern. Auch sagt die Legende der Ebersche magische Schutzfunktionen nach. Vor allem Hexen soll sie abwehren, hieß es in England und Schottland. Man hing Zweige in die Ställe, und Teile des Baumes wurden als Amulett in der Tasche getragen. In Norddeutschland mussten Stiel und Butterscheibe vom Butterfass aus Ebereschenholz gefertigt sein, damit die Butter nicht gerinnt. Gleichzeitig gilt die Ebersche als Sitz der bösen Geister. Das hat möglicherweise damit zu tun, dass bei der Christianisierung die im heidnischen Glauben verehrten Bäume als „böse" oder „teuflisch" abgestempelt wurden.

Im dänischen Aberglauben wird der Blick der so genannten „Bergmenschen" (Bjärgmänd) gefürchtet. Diese wohnen in Hünengräbern und unterhalten sehr oft allerlei Verhältnisse mit den ansässigen Bauern. Mit den Bergleuten sind die Trolle verwandt. Von ihnen wird die folgende Geschichte erzählt:

Da saß einmal ein Troll am Abhange eines Berges und der Bauer kam an ihm vorbeigegangen. „Du sitzt hier", sprach der Bauer. „Das tue ich", antwortete der Troll. „Wonach siehst du?" – „Ich sehe die Knechte an, die dort unten pflügen. Es wäre drollig, ihnen einen Streich zu spielen." – „Wie das?", fragte der Bauer. „Ich möchte sie alle verwildern, das sie kreuz

Die getrockneten Früchte der Vogelbeere kann man im Winter auch als Vogelfutter verwenden.

*und quer pflügen." – „Das kannst du
nicht." – „Das kann ich", sprach der Troll
und fing an, Acker und die Leute, die unten
pflügten, anzustarren. Nur einen Moment
dauerte es, so fingen die Knechte nach allen Seiten, kreuz und quer, aufwärts und
abwärts zu pflügen an, nur einer verblieb
in der Furche. „Siehst du?", sagte der Troll.
„Jawohl", antwortete der Bauer, „woher
kommt es aber, dass der eine ruhig seine
Arbeit fortsetzt, während all die anderen
irregehen?" – „Das Pferd ist erstgeboren,
der Knecht ist erstgeboren und er hat das
Holz der Eberesche (Flogrogn) im Pfluge."*

■ Ernte und Kulinarisches

Jahrhundertelang fassten die Menschen
kein Vertrauen zur Eberesche, die immer
wieder als giftig angesehen wurde. Dieses
Gerücht von der großen Giftigkeit der Vogelbeere hält sich hartnäckig, doch es ist

falsch. Die Statistiken der Giftinformations-
zentren zeigen, dass beim Verzehr der
Vogelbeeren höchstens leichte Beschwer-
den auftreten. Ein Erwachsener müsste
mindestens 50 Kilogramm dieser Früchte
essen, um eine tödliche Dosis zu erreichen.
Wie so häufig wird auch hier die giftige
Wirkung im Volksmund übertrieben. Eber-
eschenfrüchte sind nach der Verarbeitung
zu Marmelade, Gelee, Likör oder Saft
bekömmlich, und dann schmecken sie
auch besonders gut.
Man sammelt die Früchte der Eberesche
im Spätsommer bis in den Herbst hinein.
Sie schmecken wegen ihres hohen Gehalts
an Parasorbinsäure roh unangenehm herb
und sind tatsächlich in diesem Zustand
noch nicht zum Verzehr geeignet. Beim
Genuss von größeren Mengen können sogar Magen- und Darmbeschwerden auftreten. Doch die Versuchung dazu ist nicht

sehr groß, denn die rohen Scheinfrüchte
schmecken so bitter, dass man ohnehin
nicht viel davon essen kann.

Vogelbeeren-Tee „Wolkenbaum"

(für 1 Tasse)

1 TL	getrocknete Beeren
1/8 l	Wasser

Beeren mit kaltem Wasser übergießen,
kurz aufkochen und dann abseihen. Unge-
süßt trinken und nicht mehr als zwei bis
drei Tassen pro Tag.

Ebereschenlikör „Bergtroll"

500 g	Ebereschenfrüchte
1 l	Korn oder Wodka
100 ml	trockener Weißwein
50 g	weißer Kandiszucker

Scheinfrüchte verlesen, waschen, in einem
Küchentuch trockenschleudern und in eine
gereinigte Flasche füllen. Mit dem Korn
oder Wodka aufgießen und gut verkorken.
Mindestens sechs Wochen an einen warmen, sonnigen Platz stellen und von Zeit
zu Zeit gut schütteln. Filtrieren. Den Weißwein mit dem Kandis aufkochen und abkühlen lassen und mit dem Filtrat mischen.
In Flaschen abfüllen und mindestens vier
Wochen nachreifen lassen.

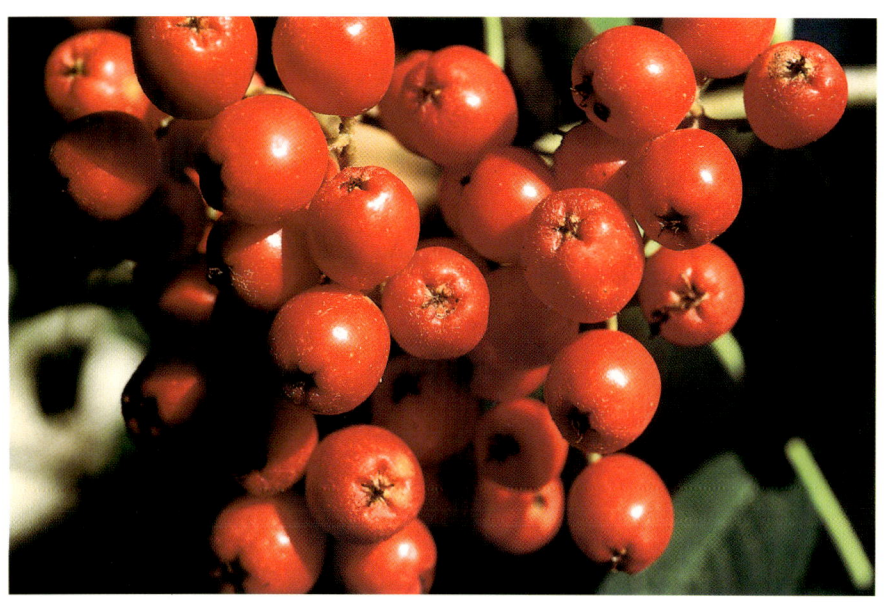

**Entgegen verbreiteter Vorurteile ist
die Vogelbeere nicht giftig.**

Im Herbst

SEPTEMBER UND OKTOBER

„Im Nebel ruhet noch die Welt,
Noch träumen Wald und Wiesen:
Bald siehst du, wenn der Schleier fällt,
Den blauen Himmel unverstellt,
Herbstkräftig die gedämpfte Welt
In warmem Golde fließen".

Eduard Mörike (1804–1875)

Im Herbst tritt die Natur noch einmal in ihrer ganzen Kraft hervor. Die Früchte hängen schwer an Bäumen und Sträuchern, Pilze sprießen aus dem Waldboden und die letzten Blüten erinnern an die ersten: die Herbstzeitlose sieht aus wie ein Krokus. Aber sie ist größer und ihre rotviolette Farbe intensiver. Der Herbst regiert über eine Farbenpracht, die der Frühling nie erreicht. Die Früchte leuchten und das Laub steht in Flammen. Auch die herbstblühenden Gartenblumen haben eines gemeinsam: ihre glutvollen Farben, die mit dem Orange und Gelb der Blätter um die Wette leuchten. Gleichzeitig breitet sich der Nebel aus, dem raschelnden Laub entströmt ein herbsüßlicher Geruch nach Moder, im Tau schimmern die Netze der Spinnen und die Zugvögel sammeln sich am Himmel. Die Tage werden kürzer und die Dunkelheit macht sich breit. Vielen Menschen ist die melancholische Herbststimmung die liebste im Jahr. Und wer einmal in der Oktobersonne einen jungen Wein, den Federweißen, getrunken hat, der wird sich in jedem Jahr wieder auf den Herbst freuen, auch wenn diese Jahreszeit den Winter einläutet.

BASISREZEPTE

Ansatzessig	
100 g	Brombeeren oder
	Blaubeeren oder
1 Büschel	frische Blätter (Giersch,
	Sauerampfer, Bärlauch)
½ l	Weißweinessig

Gewaschene und trockengeschleuderte Früchte oder Blätter und Stängel in ein Schraubglas füllen und mit dem Essig übergießen. Den Ansatz auf einer sonnigen Fensterbank etwa vier Wochen ziehen lassen. Die Blätter sehen nach dieser Zeit nicht mehr besonders appetitlich aus. Deshalb sollte man den Ansatzessig nach dieser Zeit filtrieren und noch einmal frische Kräuter zugeben. Der Wildkräuteressig dient zum Würzen von Salaten.

Mit Apfelessig angesetzte Kräuter eignen sich besonders gut für eine Apfelessigkur. Dazu trinkt man jeden Morgen nach dem Aufstehen ein Glas lauwarmes Wasser mit einem Esslöffel Wildkräuterapfelessig auf nüchternen Magen. Das fördert die Verdauung, wirkt entgiftend und verjüngend.

Würzöl	
1 Büschel	frische Blätter (Giersch,
	Sauerampfer, Bärlauch)
100 ml	Sonnenblumenöl
4 Tr.	Antiranz HT

Gewaschene Blätter klein schneiden und mindestens einige Tage trocknen, denn bei Kräutern mit hohem Wassergehalt besteht die Gefahr, dass das Öl anfängt zu gären. Die Blätter in eine dunkle Flasche füllen und mit dem Öl übergießen, Antiranz dazugeben. Den Ansatz mindestens drei Wochen stehen lassen. Je länger das Öl zieht, desto aromatischer wird es. Danach ist das Würzöl zum sofortigen Verbrauch bestimmt. Das Antiranz erhöht die Haltbarkeit.

■ Trocknen der Blätter und Blüten für den Vorrat

Die Blätter und Blüten für Tees konserviert man durch Trocknen. Das ist die älteste und einfachste Art, Leckeres und Gesundes in den Winter hinüberzuretten. Auch wenn das reichhaltige Angebot oft verführerisch ist, sollte immer nur der Vorrat für einen Winter gesammelt werden. Denn nach spätestens einem Jahr sind die Pflanzen nicht mehr schmackhaft und haben einen großen Teil ihrer Wirkstoffe abgebaut. Blätter werden bei trockenem Wetter gesammelt, die Blüten über Mittag, wenn sie gerade voll aufgeblüht sind. Am einfachsten trocknet man ganze Zweige, indem man sie bindet und an einem schattigen, trockenen und sehr luftigem Ort aufhängt – niemals in der Sonne. Die Blätter sind trocken, wenn sie sich wellen und leicht zerbröseln lassen. Die Stängel lassen sich dann einfach brechen.

Doch nicht alle Blätter lassen sich in Bündeln trocknen, weil sie entweder zu sperrig sind, z.B. Brombeeren, oder zu viel Feuchtigkeit haben, z.B. Sauerampfer. Dann empfiehlt es sich, die Blätter einzeln zu trocknen. Auch dazu wählt man einen trockenen, schattigen Platz, am besten mit etwas Luftbewegung. Man legt die Blätter auf Zeitungspapier oder Küchenpapier aus oder bastelt schnell eine Trockenhurde oder Darre.

Das geht ganz einfach: Einen Rahmen aus Latten mit Fliegendraht oder Gaze bespannen. Für größere Mengen oder das Dörren von Obst lohnt sich eine Trockenkiste, bei der mit Hilfe eines einfachen Kollektors die Sonnenenergie genutzt wird.

Elektrische Dörrapparate sind wegen ihres unverhältnismäßig hohen Energieverbrauches nicht zu empfehlen.

Beeren, z.B. Schlehen, für Tee kann man auch einfach auf Zeitungspapier oder einer Trockenhurde auf der lauwarmen Heizung trocknen. Erst wenn die Pflanzenteile richtig trocken sind, kann man sie in Dosen oder Pappschachteln aufbewahren. Das Trockenmaterial muss von Zeit zu Zeit auf Schimmelbildung geprüft werden. Es sollte bald verzehrt werden. Zur Zubereitung des Tees rechnet man zwei Teelöffeln Blätter auf einem Viertelliter Wasser. Die Kräuter mit kochendem Wasser übergießen, zehn Minuten ziehen lassen und abseihen. Für den guten eigenen Haustee sind der Fantasie beim Mischen keine Grenzen gesetzt.

■ Tee selbst fermentieren

Für einen soliden Haustee reicht es, die Blätter einfach zu trocknen. Interessanter wird der Geschmack jedoch, wenn man die Blätter anfermentiert, wie es die Chinesen auch mit ihren feinen Grünteeblättern machen. Belohnt wird man mit einem besonders aromatischen Geschmack. Dazu eignen sich z.B. Brombeer-, Himbeer-, Rosen- oder Erdbeerblätter. Die gepflückten Blätter leicht anwelken lassen, aber nicht durchtrocknen. Dazu legt man die Blätter am besten einen Tag in einen luftigen Weidenkorb, der sich auch fürs Sammeln bestens eignet. Dann auf ein sauberes Leinen- oder Baumwolltuch verteilen, ganz leicht mit Wasser ansprühen und das Tuch aufrollen. Dadurch werden die Blätter an einigen Stellen gebrochen und der Zellsaft tritt aus. In Verbindung mit dem Sauerstoff der Luft oxidiert einiges von dem Zellsaft. Dieser Vorgang ist die Fermentation. Durch leichte Wärme lässt sie sich noch beschleunigen. Dazu legt man die Rolle drei bis vier Tage an einem warmen Platz, bei etwa 30 °C, jedoch nicht auf die Heizung. Dann kann man die Blätter auspacken und endgültig an einem dunklen, trockenen Ort auf Zeitungspapier austrocknen lassen. Den Tee in einer gut schließenden Blechdose aufheben. Das Ergebnis ist ein köstlicher Tee, der im Charakter etwas an chinesischen Grüntee erinnert. Beim Überbrühen mit 80 °C heißem Wasser gibt er sein ganzes Aroma frei. Die Mischung lässt sich auch noch mit getrockneten Apfelscheiben, Rosenblütenblättern, Mädesüß und Malvenblüten ergänzen.

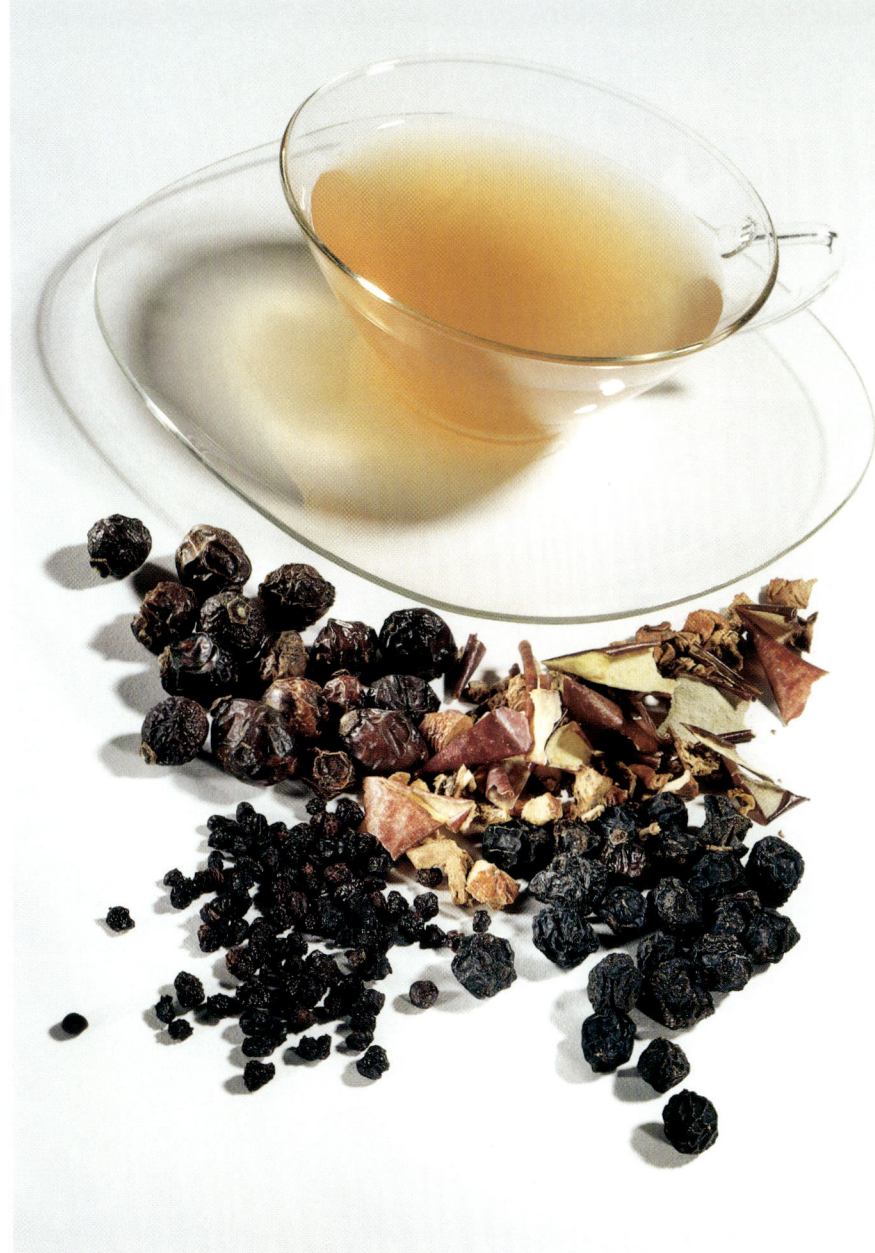

Tee aus Früchten

Hagebutten, Schlehen, Apfelschalen, Holunderbeeren

Zwei Teelöffel der getrockneten Früchte mit einem viertel Liter kaltem Wasser aufsetzen, aufkochen und zehn Minuten ziehen lassen.

Aus getrockneten Früchten lassen sich leckere und gesunde Tees zubereiten.

SCHWARZER HOLUNDER –
Sitz der Göttin

■ Die Früchte

Botanischer Name: *Sambucus nigra (Caprifoliaceae)*
Andere Namen: Sitz der Göttin, Holler, Holder, Hollerbusch, Alhorn, Ellhorn, Elder, Flieder
Verwendbare Pflanzenteile: Blüten und Früchte
Doppelgänger: siehe *Seite 37*
Inhaltsstoffe/Wirkstoffe: Vitamine: A, B_1, B_2, C und E. Mineralstoffe: Natrium, Kalium, Kalzium, Phosphor, Eisen, Magnesium, Fluor, organische Säuren, Sambunicin, Sambunigrin.
Wirkung: Die Holunderbeeren sind außerordentlich vitaminreich. Dadurch beugen sie Erkältungen vor und beschleunigen die Heilung. Warmer Holundersaft wirkt schweißtreibend und fiebersenkend. Wie die meisten Wildkräuter und Früchte stimulieren auch die Holunderbeeren mit ihrem herbsauren Geschmack den gesamten Stoffwechsel. Das regt die Verdauung an und stabilisiert das Immunsystem

Ausführlichere Informationen zum Holunder finden Sie im Kapitel „Frühsommer", *Seite 37*.

■ Ernte und Kulinarisches

Erntezeit für Holunderbeeren ist der September. Am besten werden die ganzen Dolden mit einer Schere abgeschnitten. Die Früchte lassen sich anschließend mit der Hand oder einer Gabel vorsichtig von den dünnen Stielen streifen. Erst danach waschen.

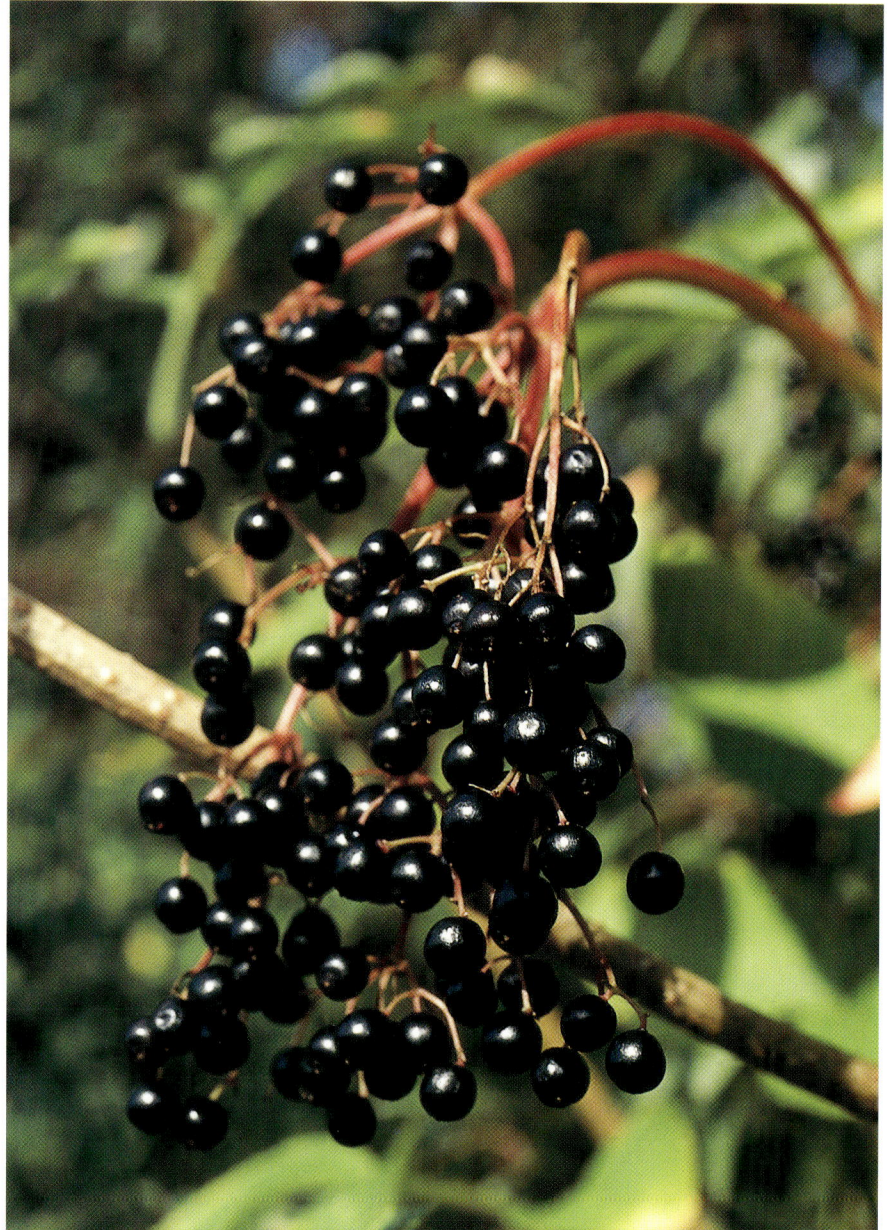

Holunderbeeren werden im September geerntet. Achten Sie darauf, dass sie schwarz, also reif sind und nicht mehr rötlich schimmern.

Achtung: Holunderbeeren sind nur in gekochter Form verträglich. Ungekochte Früchte und Blätter erzeugen durch das Glykosid Sambunigrin Brechdurchfall. Also: Holunderfrüchte nicht roh essen!

■ Küchentipps

Holunderfrüchte ergeben einen wunderbaren Saft. Besonders leicht klappt es mit einem Entsafter, oder Sie kochen die Früchte auf und filtern sie durch ein Tuch (z. B. eine Mullwindel). Ein Kilogramm Beeren reicht für ein Liter Wasser mit 300 Gramm Zucker.

Den Saft ganz heiß in Flaschen füllen. Um Holundermus herzustellen, erhitzt man die zerdrückten Beeren ohne Wasserzugabe. Wen die kleinen Samen stören, der kann das Mus noch durch ein Sieb passieren. Die Samen fördern allerdings die Verdauung. Das Mus ist die Basis für viele Rezepte und lässt sich gut einfrieren.

Entsaftung nach Großmutters Art: Sie befestigte an den vier Beinen eines umgedrehten Hockers mit Gummibändern eine Mullwindel, durch die der Beerensaft in Ruhe ablaufen konnte.

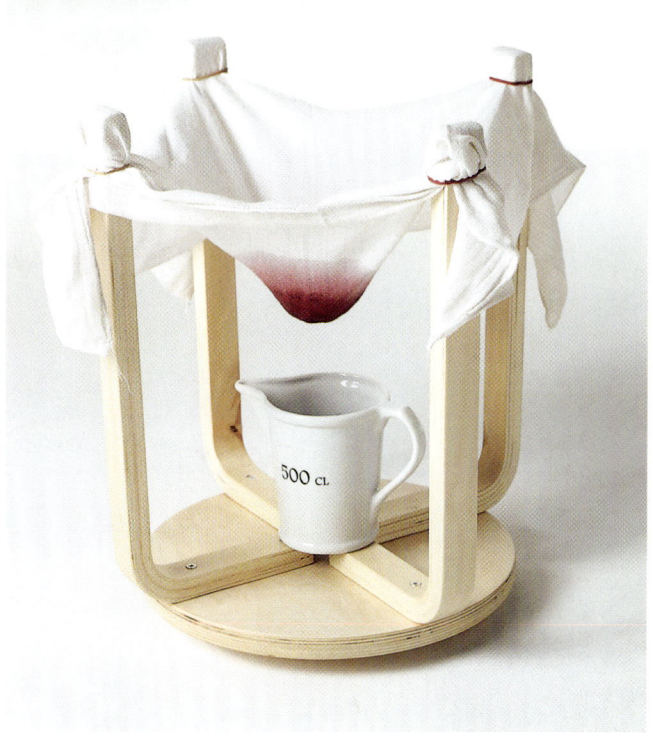

Holunderbeersuppe „Frau Holle" mit Schneenockerln

(für 4 Personen)
Für die Suppe:

500 g	reife Holunderbeeren
200 g	Pflaumen
2	fruchtigsaure Äpfel
60 g	Zucker
½ l	Wasser oder Rotwein (der schmeckt auch aus Deutschland)
1 Stück	unbehandelte Zitronenschale
2	Gewürznelken
1 Stück	Zimtrinde, frisch gemörsert
1 Prise	Salz
1 Spritzer	Rum nach Geschmack

Die Dolden waschen und die Beeren mit einer Gabel abstreifen. Pflaumen und Äpfel entkernen und klein schneiden und mit wenig Wasser weichkochen. Die Masse abkühlen lassen und mit dem Stabmixer pürieren. Die Holunderbeeren mit dem Zucker im Wasser aufkochen, die Pflaumen-Äpfel-Mischung und die Gewürze sowie den Rum hinzufügen und alles zusammen noch etwa fünf Minuten weiterkochen. Die Gewürze eventuell wieder herausnehmen.

Für die Schneenockerln:

2	Eiweiß
2 TL	Puderzucker
¼ l	heiße Milch

Für die Schneenockerln das Eiweiß mit Puderzucker und Salz steif schlagen. Mit zwei nassen Teelöffeln Klößchen formen und in die heiße, nicht mehr kochende Milch geben. 2 Minuten zugedeckt dämpfen lassen. Wenn sie fest sind, vorsichtig herausnehmen und in die Suppe legen. Sofort heiß servieren.

Blasrohr aus Holunderzweigen

Du brauchst ältere Holunderzweige, die möglichst gerade gewachsen sind. Sie sollten etwa zwei Zentimeter stark sein, damit deine Kugeln auch Platz in ihnen finden. Schneide ein Stück von etwa zehn bis 15 Zentimeter Länge ab. Im Innern der Zweige findest du ein weißes Mark, das sich mit Hilfe einer Stricknadel leicht herausdrücken lässt. Als Blasgeschosse eignen sich Erbsen oder andere kugelförmige Samen. Nicht auf Menschen oder Tiere zielen!

Flöte aus Holunderzweigen

Auch für die Flöte brauchst du einen gerade gewachsenen kräftigen Zweig. Zwei Zentimeter vom Ende des Zweiges wird die Rinde geritzt. Das Stück dann so lange drücken und klopfen, bis es sich unbeschädigt abziehen lässt. Von dem entrindeten Teil des Zweiges ein knapp ein Zentimeter langes Stück abschneiden und an einer Seite schräg abflachen. Dieses Stück wird als Mundstück in die abgelöste Rinde geschoben. Die ganze Rinde wird dann wieder auf das Holz geschoben und eingekerbt.

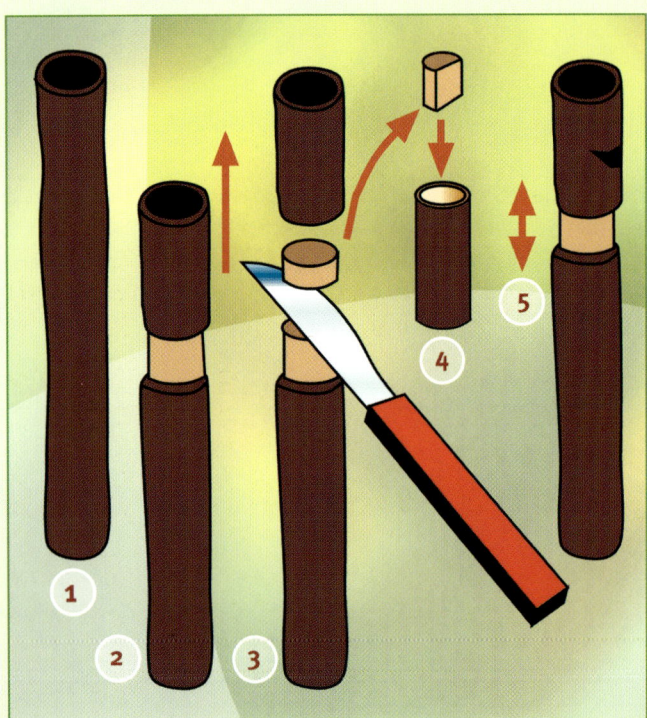

Herstellung:
1. Gerade gewachsener Holunderzweig.
2. Rinde ca. 2 cm vom Ende des Zweiges ritzen und abziehen.
3. Mundstück abschneiden.
4. Mundstück an einer Seite abflachen und in die abgelöste Rinde schieben.
5. Rinde auf das Holz schieben und einkerben.

Hollerelixier „Winterglut"

400 g	Holunderbeeren
½ Stange	Zimt
3	Sternanis
3	grüne Kardamomkapseln
1 Flasche	klarer Weizenkorn oder Wodka

Ein wärmendes Schlückchen dieses Aufgesetzten schmeckt an frostigen Wintertagen. Die Holunderbeerendolden waschen und die Beeren mit einer Gabel abstreifen. Vorsichtig trocknen und in eine dunkle Flasche mit weitem Hals füllen. Gewürze und Alkohol zugeben. Dicht verschließen. Den Holunderansatz sechs Wochen stehen lassen, dann abfiltern und nach Geschmack süßen. Das Hollerelixier zeichnet sich durch eine intensiv schwarzrote Farbe aus, die im Glas leuchtet.

Tipp: Wer den Holundergeist eher als Magenbitter und Verdauungsschnaps haben möchte, der kann den Anteil der Gewürze, vor allem des Kardamoms (bis auf 20 Kapseln), erhöhen.

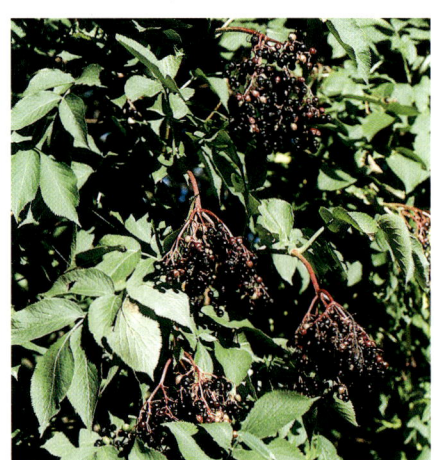

VOGELMIERE –
Das Tausendsassa-Unkraut

Botanischer Name: *Stellaria media* (*Caryophyllaceae*)

Andere Namen: Vogelsternmiere, Gänsegras, Vogelkraut, Hühnerdarm, Alsine, Fieberkraut

Verwendbare Pflanzenteile: alle oberirdischen Pflanzenteile, Stängel und Blüten

Doppelgänger: Der Ackergauchheil (*Anagallis arvensis*) wächst an ähnlichen Plätzen wie die Vogelmiere. Nur sind seine Blüten rot oder blau, aber nie weiß. Außerdem tritt er nur vereinzelt auf. Ackergauchheil ist eine Heilpflanze und nicht giftig. Aber er wirkt ätzend und greift die Schleimhäute an. Als Wildgemüse wird er nicht verwendet, da er nicht so schmackhaft ist wie die Vogelmiere.

Inhaltsstoffe: Vitamin C und Provitamin A, Kalzium, Magnesium, Eisen, Kalium und Zink, Saponine, Kieselsäure

Wirkung: Der Genuss von Vogelmiere ist allgemein kräftigend und wird deshalb für die Rekonvaleszenzzeit empfohlen. Pfarrer Sebastian Kneipp betonte vor allem ihre schleimlösende Wirkung. Schon 150 g Vogelmiere liefern den Tagesbedarf an Vitamin C, Eisen und Kalium. Aus der Volksheilkunde kennt man Umschläge mit frischer, zerquetschter Vogelmiere gegen Ausschläge und bei Schürfwunden.

„Wir müssen das Alltägliche in Poesie verwandeln."
Robert Stern

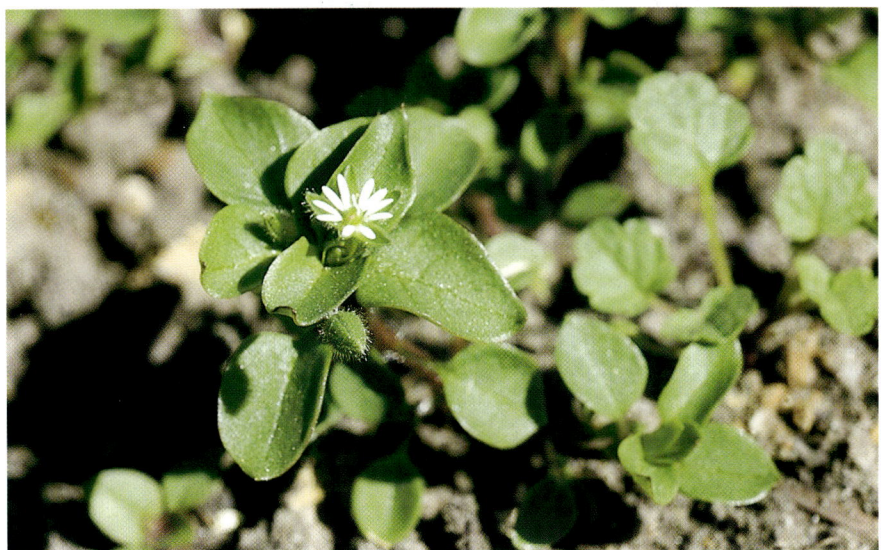

Die Vogelmiere gehört zur Familie der Nelkengewächse und hat kleine sternförmige Blüten.

■ Botanik

Die Vogelmiere wächst buchstäblich überall, wo die Erde nährstoffreich ist. Sie kriecht förmlich am Boden entlang und bildet mit ihren langen gekrümmten Stängeln lockere Rasen. Schon mancher Gärtner ist über dieses Unkraut verzweifelt, denn die Vogelmiere bringt im Jahr etwa sechs Generationen hervor. Vogelmiere blüht und vermehrt sich sogar im Winter, solange die Temperaturen nicht weit unter 0 °C fallen. Sie gehört der Familie der Nelkengewächse an und hat weiche, kleine, sternförmige Blüten. Die Stängel und kleinen Blättchen sind immer fest und saftig. Sie wächst besonders häufig auf Gemüseäckern, in Gärten und Weinbergen. Die Vogelmiere ist seit der Jungsteinzeit in Europa heimisch. Sie gilt deshalb als „Archäophyt", das heißt als alte oder Urpflanze. Die Vogelmiere ist unglaublich vital. Sie eignet sich als lebendes Mulchkraut für den Gemüsegarten und schützt im Winter den Boden vor Austrocknung. Inzwischen gibt es Vogelmiere auch als Samen zu kaufen (siehe Bezugsquellen). So lassen sich mit Vogelmiere auch Balkontöpfe und Blumenkästen bepflanzen. Die langen Stängel hängen dekorativ über den Kastenrand.

■ Geschichte und Mythos

Die Vogelmiere wurde viel als Grünfutter an Hühner und auch an Kanarienvögel verfüttert. In Geschichte und Mythos spielte sie keine große Rolle.

Im 16. Jahrhundert beschreibt der Pflanzenkundler Leonard Fuchs (1501 – 1566) die Vogelmiere als Heilpflanze mit den Worten:

„Das kleinvogelkraut ist nützlich denen so das fieber haben, so es in wasser gesotten würt und getruncken, deshalben es auch von ettlichen würt fieberkraut genennt."

■ Ernte und Kulinarisches

Vogelmiere ist eine kulinarische Entdeckung. Schon sind die ersten Gourmetküchen auf den exquisit nussigen Geschmack gekommen und lassen sich Vogelmiere frisch geschnitten von Spezialversendern anliefern (siehe *Bezugsquellen*). Der milde Geschmack der kleinen Blättchen eignet sich auch besonders gut, um Kinder mit der Wildkräuterküche anzufreunden.

Vielleicht haben Sie Glück und finden Vogelmiere direkt in Ihrem Garten. Anstatt das lästige Unkraut auf den Kompost zu befördern, sollte man es lieber in der Küche nutzen. Aber auch auf Wiesen, Äckern, Weinbergen und Waldlichtungen

können Sie fündig werden. Wenn Sie einmal einen Blick für dieses unscheinbare Kraut bekommen haben, wird es Ihnen nie mehr an einem frischen Wildkraut fehlen. Junge Pflanzen lassen sich bis in den späten Herbst finden, auch dann wenn die typischen Frühlingspflanzen nicht mehr da sind.

■ Küchentipps

Die Vogelmiere ist außerordentlich vielseitig. Sie schmeckt in Komposition mit anderen Wildkräutern, auch allein, roh oder gekocht. Vor dem Verzehr wird die Vogelmiere gewaschen und in einem Tuch oder in einer Salatschleuder trockengeschleudert. Anschließend mit der Schere in mundgerechte Stücke schneiden, um den zähen Faden im Innern der Stängel zu zerteilen. Zum Zerkleinern lässt sich auch der Mixer nutzen.

Das Trocknen oder Einfrieren der Vogelmiere erübrigt sich, da man sie fast das ganze Jahr über frisch ernten kann. Vogelmiere schmeckt als Salat, als Suppe und im Pfannkuchen (siehe Basisrezepte, *Seite 35*).

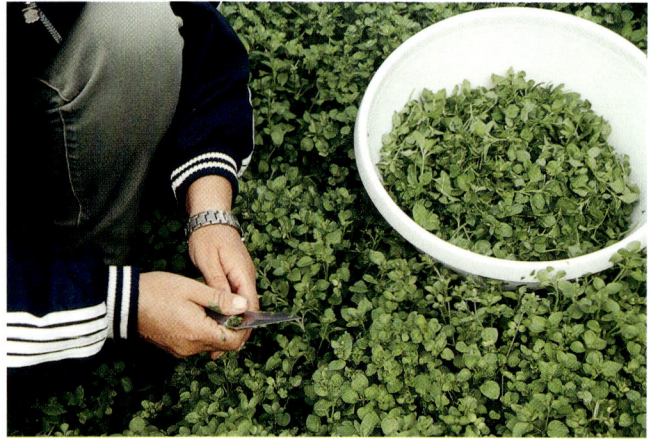

Die Vogelmiere wächst praktisch überall und bildet lockere Rasen.

Vogelmiere-Sahnejoghurt „Grüne Kraft"	
(für 2 Personen)	
1 Hand voll	Vogelmiere
1 Hand voll	andere Wildkräuter, z.B. junge Sauerampferblätter, junge Löwenzahnblätter o.a.
1 Becher	Crème fraîche
1 Becher	Bio-Joghurt
2 EL	Olivenöl (kaltgepresst)
1	Zwiebel
	Knoblauchzehen (nach Geschmack)
	Schwarzer Pfeffer (frisch gemahlen)
	Salz

Die Wildkräuter sorgfältig waschen, in einem Tuch oder der Salatschleuder trockenschleudern und in feine Streifen hacken oder schneiden. Crème fraîche, Joghurt und Olivenöl in einer Schüssel mit dem Schneebesen oder einem Mixer cremig aufschlagen. Die fein gewürfelte Zwiebel und die frisch gepressten Knoblauchzehen zugeben und verrühren. Dann die Kräuter unterheben und mit Pfeffer und Salz abschmecken.

Der Sahnejoghurt lässt sich je nach Angebot an Wildkräutern vielfältig variieren. Am besten passt er zu Pellkartoffeln oder zu Ofenkartoffeln.

BROMBEERE –
Die stachelige Versuchung

Botanischer Name: *Rubus fruticosus (Rosaceae)*

Andere Namen: Schwarzbeere, Hundsbeere, Klumpenbeere, Bremmelbeere, Bremere, Brämel, Hirschbollen

Verwendbare Pflanzenteile: Blätter und Früchte

Doppelgänger: Ein Doppelgänger ist die Kratzbeere. Sie ist nicht giftig, aber ihre Früchte schmecken nicht. Man kann ihre hellblauen Früchte deutlich von den tiefschwarzen der Brombeere unterscheiden.

Inhaltsstoffe/Wirkstoffe: Vitamin C und Provitamin A und B, Gerbstoffe, Fruchtzucker, Isozitronensäure, Pektin, Inosit, ätherische Öle.

Wirkung: Brombeerblättertee hilft bei Erkrankungen des Magen-Darm-Traktes und auch gegen Durchfall. Bei Schmerzen und Entzündungen im Mund- und Rachenraum mit Brombeerblättertee gurgeln. Zusammen mit getrockneten Himbeer- und Erdbeerblättern ergeben sie eine angenehme Hausteemischung für alle Tage.

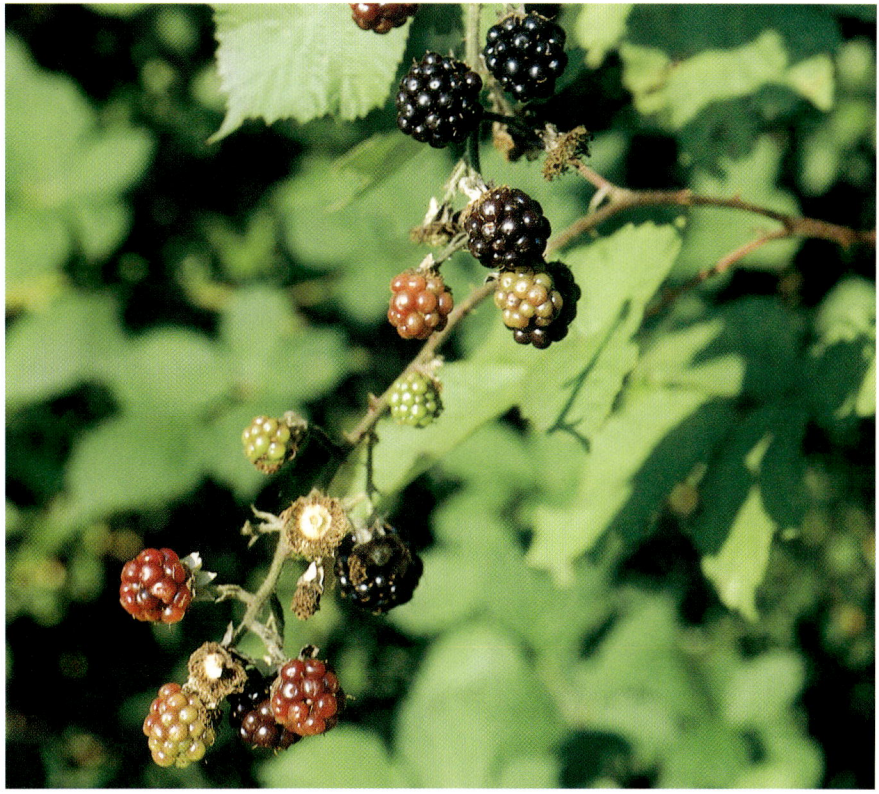

Die Früchte der Brombeeren reifen in wärmeren Gegenden ab September, in höheren Lagen und bei ungünstigem Klima kann es Oktober werden, manchmal werden sie auch gar nicht schwarz.

■ Botanik

Die Brombeere kommt überall in Europa vor. Ihre Büsche wuchern nahezu überall als undurchdringliche Hecken an aufgelassenen Stellen, Waldrändern, auf Lichtungen und Brachen. Ihre (bei einigen Arten) bis zu zehn Meter langen Äste bilden immer wieder Wurzelableger.

Auch die Brombeere gehört zu der großen Gruppe der Rosengewächse, der *Rosaceae*. Die schwarzen Beeren entwickeln sich in wärmeren Gegenden und bei gutem Herbstwetter ab September, in höheren Lagen und bei ungünstigem Klima erreichen sie ihre Vollreife nicht ganz. In Mitteleuropa existieren über 300 verschiedene Brombeerarten. Es gibt eine fast unübersehbare Formenfülle von verschiedenen Species. Selbst für den Fachmann ist es schwer, die einzelnen Erscheinungsformen zu unterscheiden. Die allgemeine Verbreitung der Brombeere und ihre als störend empfundenen Stacheln machten sie für viele Menschen zu einer der „gemeinsten" aller Beerensträucher, einem lästigen Unkraut, das man höchstens mit einem kräftigen Feuer ausrotten kann. „Billig wie Bremere", sagen heute noch die Nordpfälzer, wenn sie etwas gering schätzen.

Doch wir müssen uns leider an den Gedanken gewöhnen, dass auch häufig uns vollkommen vertraute Pflanzen und Tiere vom Aussterben bedroht sind. Das betrifft nicht nur den „gemeinen" Spatz, sondern auch die „gemeine" Brombeere. Die wildwachsenden Pflanzen der Gattung *Rubus* unterliegen einer starken Verringerung ihrer Artenzahl. Als Konsequenz daraus wurde für einige von ihnen sogar eine „Rote Liste der gefährdeten Brombeerarten" vorgelegt.

Wie wichtig der Schutz der wilden Brombeere ist, zeigen Untersuchungen über ihre ökologische Bedeutung: Die einheimische Wildbrombeere steht auf der Hitliste der Futtersträucher für Insekten ganz oben, nämlich auf Platz sechs. In der Summe finden 85 Kleinlebewesen im Brombeerstrauch Nahrung, davon allein 32 Kleinschmetterlinge. Bei den Wildbienen ist die Brombeere noch beliebter. Hier liegt sie sogar auf Platz zwei, gleich hinter der Salweide. 24 Wildbienenarten finden Gefallen an diesem Wildstrauch. In der Hitparade der Futtersträucher für Vögel liegt die Wildbrombeere bei 32 Vogelarten auf Platz neun.

■ Geschichte und Mythos

Alle Dornenbüsche gelten nach dem altem Volksglauben als schützend gegen das Böse und hexenabwehrend. Bei der Brombeere sind den Menschen schon in früheren Zeiten die extrem langen Äste aufgefallen, die oft große Bögen bilden. Man glaubte, dass sich beim Durchkriechen eines solchen Brombeerzweiges die schützenden Kräfte der Pflanze auf den Men-

schen übertragen. Nach der Passage des stachelbewehrten Tunnels sollen Krankheiten keine Macht mehr über den Organismus haben. Dahinter steckt die Idee einer „Wiedergeburt". Dieses Ritual findet sich auch in anderen Kulturkreisen wieder. Eine Legende versucht die auffällige Erscheinung zu erklären, dass sich die Schößlinge des Brombeerstrauchs zu Boden umbiegen und neu bewurzeln:

Der Brombeerstrauch wuchs früher hoch. Einmal ritt die Mutter Gottes vorüber, da verwickelten sich die dornigen Zweige in ihr Haar. Die Mutter Gottes verfluchte den Strauch, und seither kriechen seine Zweige am Boden und können sich nicht mehr erheben.

Wie von anderen Baum- und Strauchfrüchten, wie Vogelbeere, Eichel und Haselnuss, heißt es auch von den Brombeeren, dass eine reiche Ernte einen harten Winter ankündigt. Besonders die Winzer haben die Brombeersträucher immer gut im Auge behalten, denn ein anderer Aberglaube berichtet, dass eine reiche Brombeerblüte eine ausgezeichnete Weinernte voraussagt. Ganz im Gegensatz zur Geringschätzung der Brombeere als Armenspeise stand ihr Ansehen in der Volksmedizin. Die Römer trugen ihren Ruf nach Deutschland. Ein Rezept des Pedacius Dioskurides, dem bedeutenden Botaniker der Antike, empfahl das Einrühren schwarzer vollreifer Beeren in Lauge als Schönheitsmittel zur Schwarzfärbung der Haare. Er verordnete außer-

dem das Einreiben des Körpers nach dem Bade mit Brombeersaft. Diese Behandlung sollte die Haut glätten. Für ihn war die Brombeere jedoch nicht nur ein Schönheitsmittel. Er empfahl außerdem das Kauen von Brombeerblättern bei Entzündungen im Mund, vermutlich wegen der Gerbsäure, die eine zusammenziehende Wirkung besitzt. Dieser Aspekt ist heute vollständig in Vergessenheit geraten. Im Mittelalter schrieben Hildegard von Bingen und Albertus Magnus der Brombeere gemeinsam mit der Himbeere große Bedeutung zu. Alle Pflanzenteile fanden innerliche und äußerliche Verwendung: die Wurzeln, die Sprosse, die jungen Blätter und die Früchte. Verschiedene Rezepturen sollten gegen tränende Augen, Mundfäule, wackelnde Zähne, Halsgeschwüre, Erbrechen und Vergiftung durch Schlangenbisse helfen.

Aus der Pfalz stammt der Aberglauben, dass man Warzen auf den Brombeerstrauch übertragen kann, indem man so viele Knoten in die Zweige bindet, wie man Warzen hat.

Alle diese Vorstellungen haben für uns heute keine Bedeutung mehr. Lediglich der Heiltee aus Brombeerblättern ist noch einigen Menschen bekannt. Er soll gegen Durchfall, Husten, Flechten und Hautausschläge helfen. Während des ersten Weltkrieges besann man sich wieder auf den Brombeerblättertee, als die Schwarz- und Grüntees aus Asien knapp wurden. Grün, das heißt unfermentiert getrunken, schmecken selbst junge Brombeerblätter nicht sonderlich aromatisch. Aber fermentiert (siehe *Seite 62*) ist er eine interessante Altenative zu Schwarztees. Für eine gute

Teequalität sollten nur junge Triebe aus in Schatten stehenden Stauden verwendet werden, die mindestens einen Meter über dem Boden gewachsen sind. Bodennahe Zweige sind oft verschmutzt und bergen die Gefahr von Fuchsbandwurmerregern, sind deshalb nicht zur Ernte zu empfehlen.

Ernte und Kulinarisches

Je nach Standort werden die Brombeeren zwischen August und Oktober reif. Nur ganz reife Früchte haben das volle Aroma. Bei ihnen ist das Innere nicht mehr weiß, sondern hat sich rötlich-violett verfärbt. Zum Sammeln der reifen Früchte sollten am besten Handschuhe und langärmelige Jacken getragen werden. Mit dem ein oder anderen Kratzer ist trotzdem zu rechnen.

Nur die Beeren und Blätter, die höher am Strauch wachsen, lohnen die Ernte. Sie sind sicher sauberer als bodennah wachsende Früchte und tragen keine Fuchsbandwurmerreger.

Wie zu erwarten, besitzen auch die Blätter der stachellosen Gartenbrombeere bei weitem nicht das Aroma der Wildpflanze. Nicht nur aus kulinarischen Gründen, auch aus ökologischen (siehe: Botanik, *Seite 69*) sollte einheimischen Brombeeren der Vorzug gegeben werden. Da diese nicht in jedem Gartencenter erhältlich sind, sollte man für Wildarten spezialisierte Gärtnereien besuchen. Dort erhält man auch fachmännischen Rat für die Anpflanzung (siehe „Gourmet-Hecke", *Seite 20* und *Bezugsadressen*).

Küchentipps

Brombeeren galten früher als ausgesprochene Armenspeise. Doch der köstliche Geschmack der schwarzglänzenden Beeren war so überzeugend, dass man versuchte, eine stachellose Gartensorte zu züchten. Das gelang auch. Seitdem erfreuen sich Brombeeren allgemeiner Beliebtheit. Sie werden roh, als Marmelade, Gelee, in Quark und auf Pfannkuchen gegessen. Doch der Geschmack der wilden Brombeeren bleibt unübertroffen.

Brombeerpfannkuchen „Blauer Kobold"	
(für 4 Pfannkuchen von etwa Ø 20 cm)	
¼ l	Milch
80 g	Mehl
20 g	Weizenvollkornmehl (oder insgesamt 100 g normales Mehl)
	Salz
4	Eier
4 TL	Butterschmalz oder geschmacksneutrales Öl
300 g	Brombeeren
Puderzucker zum Garnieren	

Alle Zutaten zimmerwarm verarbeiten. Zunächst die Milch mit dem Mehl und dem Salz vermischen. Den Teig mindestens 30 Minuten ausquellen lassen. Dann die Eier gut verquirlen und mit dem Handrührgerät oder einem Schneebesen unter den Teig rühren. Das Fett (Butterschmalz oder Öl) unter den Teig geben, das verhindert, dass der Teig in der Pfanne anbackt. Die Brombeeren von Blättern und Stielen befreien, waschen und abtropfen lassen. Eine schwere oder beschichtete Pfanne mit etwas Butterschmalz oder Öl auspinseln.

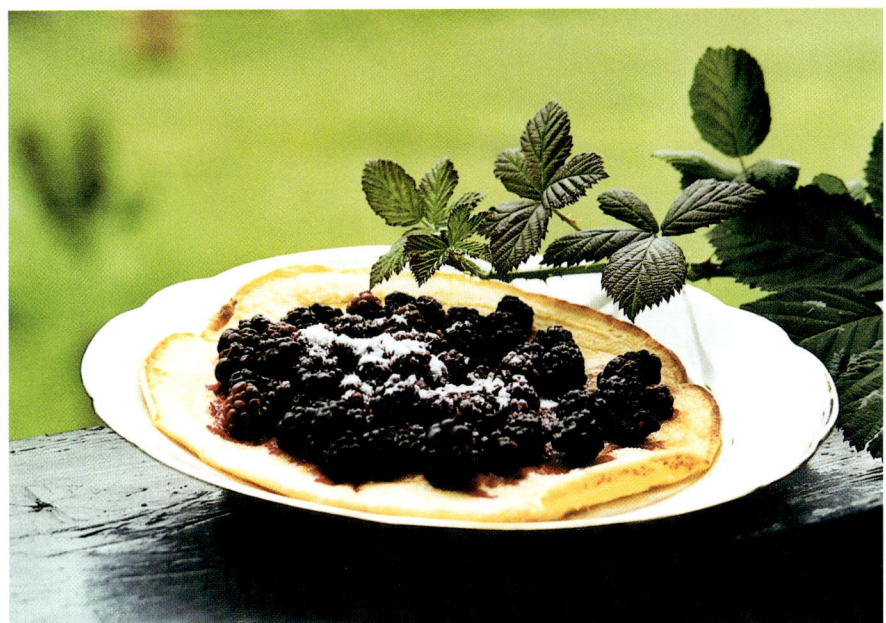

Brombeerpfannkuchen „Blauer Kobold"

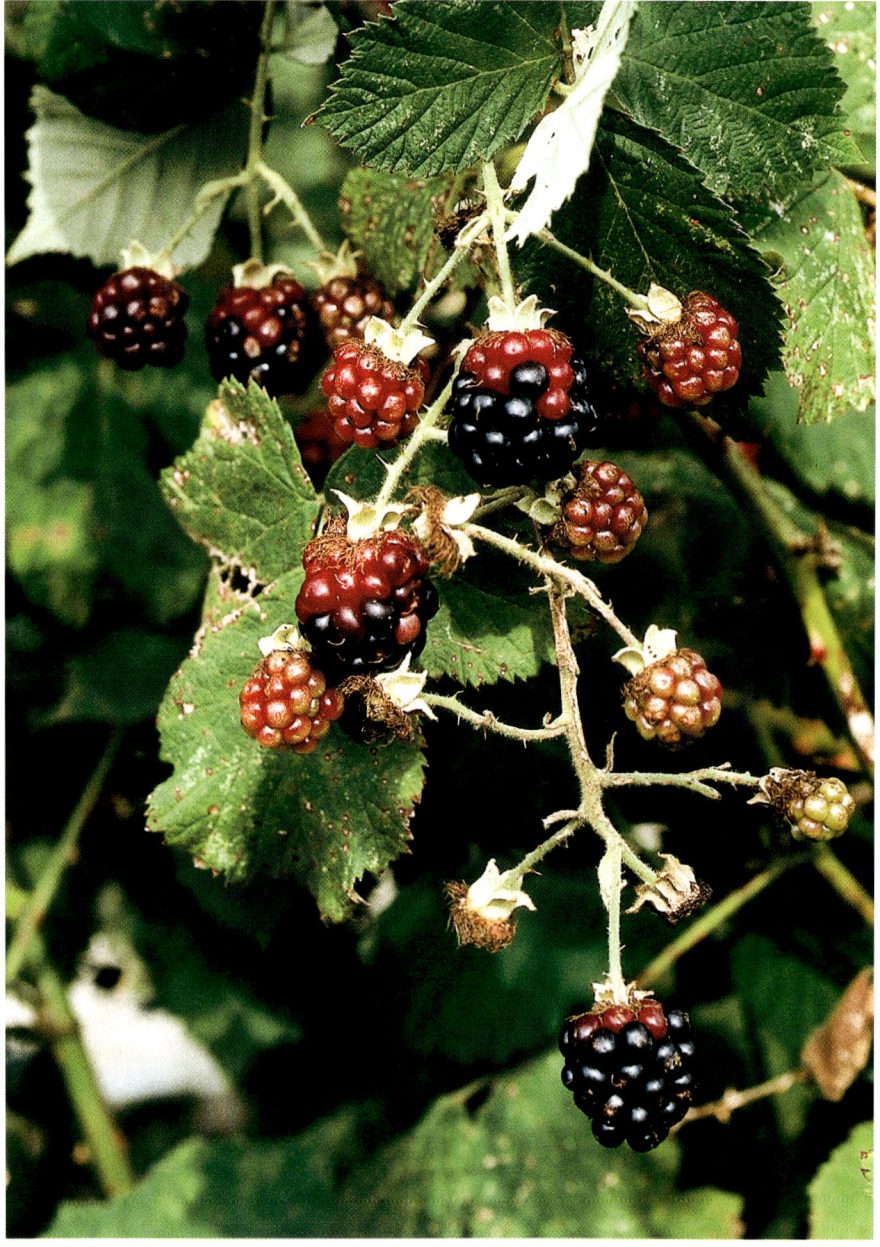

Das Fett erhitzen, aber nicht rauchen lassen. Ein Viertel des Teiges in der Pfanne verteilen. Die Brombeeren darauf verteilen. Den Pfannkuchen etwa drei Minuten auf einer Seite goldgelb backen. Dann mit Hilfe eines Tellers wenden und auf der zweiten Seite backen. Brombeerpfannkuchen auf vorgewärmten Tellern servieren und mit Puderzucker bestreuen. Besonders beliebt bei Kindern, nachdem sie beim Pflücken geholfen haben.

Süße Variante: Brombeerpfannkuchen zusätzlich mit Brombeermarmelade bestreichen, aufrollen, mit Brombeeren belegen und mit Schlagsahne servieren.

Vanillepudding mit Waldbrombeeren „Zwergenglück"	
(für 4 Personen)	
½ Päckchen	Vanille-Puddingpulver
½ l	Milch
150 g	Quark (40% Fett i.Tr.)
120 g	Zucker
1 Päckchen	Vanillezucker
2	Eigelb
500 g	Brombeeren
einige	junge Brombeerblätter oder Minzeblätter zum Servieren

Puddingpulver in der Milch verrühren und aufkochen. In die heiße Mischung nach und nach Quark, Zucker und Vanillezucker sowie das Eigelb einrühren. Die Puddingcreme in eine mit kaltem Wasser ausgespülte Form geben. Die Brombeeren vorsichtig unterheben und kühl stellen. Ein paar Brombeeren zurücklassen. Kurz vor dem Servieren mit ein paar Brombeeren und Blättern garnieren.

Erst eine stachellose Gartensorte verhalf der Brombeere zum kulinarischen Durchbruch. Allerdings bleibt der Geschmack der wilden Brombeeren unübertroffen.

Kann der Winter in Deutschland Freude machen? Ja, er kann! Es gibt viele gute Gründe dafür, denn der Winter ist alles andere als nur ein ungemütlicher Übergang zum Frühjahr. Eher das Gegenteil ist der Fall. Nie ist die Luft so klar und frisch wie im Winter, und selten gibt es so viele Gelegenheiten, es sich mal so richtig gemütlich zu machen. Das gelingt nach einem ausgedehnten Spaziergang besonders gut. Der Winter ist aber auch die Zeit der wohlverdienten Ruhe, des langen Schlafes. Die Sonne erhebt sich nur noch für ein paar Stunden und wandert im niedrigen Bogen und zartem Licht am Himmel. Sie schafft es immer seltener, die morgendlichen Nebelschleier trocken zu legen. Der goldene Herbst ist milchig-grau geworden. Wenn die Temperaturen sinken und der erste Schnee die Erde deckt, ziehen sich auch die meisten Tiere zurück: unter die Laubdecke, in die schützende Erde, zwischen Rinde und Baumstamm, in die Höhle, auf die Dachböden und auf den Grund der Seen. Die Pflanzen reduzieren ihre Lebensprozesse auf ein Minimum und scheinen abgestorben. Diese Zeit des Jahres erinnert daran, dass alles aktive Leben lange Phasen der Regeneration braucht. Pflanzen und Tiere halten ihren Atem an und sparen ihre Kräfte, denn der nächste Frühling kommt bestimmt.

Lassen auch wir uns von der Winterwelt zwischen Tag und Traum verzaubern. Ziehen wir uns mit gutem Gewissen die Daunendecke über den Kopf. Wir haben es verdient.

Im Winter.
NOVEMBER BIS FEBRUAR

„Verzeiht, ihr warmen Frühlingstage, Ihr seid zwar schön, doch nicht für mich.
Der Sommer macht mir heiße Plage, Die Herbstluft ist veränderlich;
Drum stimmt die Liebe mit mir ein: Der Winter soll mein Frühling sein."
Johann Christian Günther (1695–1723)

BASISREZEPTE

■ Aromatische Liköre

Liköre lassen sich aus fast allen Wildpflanzen und ihren verschiedenen Pflanzenteilen herstellen, da ihre konzentrierten Inhaltsstoffe durch den alkoholischen Auszug gelöst werden können und einen kräftigen Geschmack hinterlassen. Dieser dient dem Genuss, aber auch als Medizin. Gerade die extrem sauren Früchte, wie Schlehen und bittere Kräuter, wie Wermut, Malve oder das Tausendgüldenkraut, sind seit Jahrhunderten als alkoholischer Auszug in der Volksmedizin beliebt. Diese „bittere" Medizin diente dazu, Magen und Darm kräftig zu reinigen, notfalls mit Erbrechen. Erst im 17. Jahrhundert wurden „Brech"getränke und Verdauungshilfen mit Zucker, Honig oder Sirup versetzt. Das Wort „Likör" stammt von „liquirizia", die süße

Wurzel. Tatsächlich handelte es sich aber oft genug um Auszüge aus bitteren Wurzeln und Blättern, die künstlich nachgesüßt wurden, um sie genießbar zu machen. Sie werden so zu dem verarbeitet, was wir einen Likör oder einen Kräuterbitter nennen, wie z.B. „Jägermeister" oder „Underberg". Und vielleicht ist auch der starke bittere Espresso nach dem Essen noch ein Relikt der alten Verdauungshilfen und Reinigungsrituale.

Heute sind die Methoden sicher weniger drastisch, und es soll nicht gleich ein Brechreiz ausgelöst werden, doch die „aufräumenden" Wirkungen eines Kräuterschnapes wissen sogar moderne Zeitgenossen zu schätzen. Eine gründliche Verdauung trägt auch in unseren Zeiten noch dazu bei, die Körpersäfte in die Balance zu bringen. Und wenn es um die seelische Balance geht, sorgt z.B. ein „aufhellender" Johanniskrautlikör für gute Stimmung.

Liköre aus der Wildnis

Früchte: Schwarzer Holunder, Brombeere, Schlehe, Hagebutte, Weißdorn
Blüten: Löwenzahn, Rosen, Johanniskraut (getrocknet oder frisch)

200 g Früchte oder eine Hand voll Blüten in eine Flasche füllen, mit Wodka oder Korn auffüllen. Nach Geschmack 50 bis 150 Gramm Kandis zugeben. Die Flasche gut verschließen und bei Zimmertemperatur mindestens sechs Wochen ziehen lassen. Von Zeit zu Zeit durchschütteln. Danach die Pflanzenteile abfiltern.

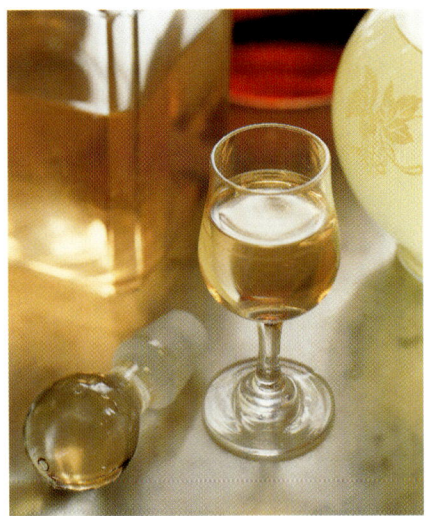

Fruchtliköre: Schnell hergestellt und gern getrunken.

■ Wilde Konfitüren

Die Früchte (Schlehe, Hagebutte, Vogelbeere, Weißdorn) verlesen, waschen und einfrieren. Nach frühestens einem Monat wieder auftauen und mit kaltem Apfelsaft bedeckt aufsetzen. Bei kleiner Hitze weich kochen und durch eine „Flotte-Lotte" oder ein Sieb passieren. Das Fruchtmus wiegen und mit der entsprechenden Menge Gelierzucker, nach Angaben des Herstellers, weiter zubereiten.

Wildfruchtkonfitüre à la Hobbythek

500 g	Zucker, Fruchtsüße HT oder Zuckeraustauschstoffe
2-3 geh. TL	Apfelpektin HVM
500 g	Fruchtmus
3 Messl.	kristalline Apfelsäure

Vier Esslöffel des Zuckers, Fruchtsüße HT oder Zuckeraustauschstoffe trocken mit dem Pektin vermischen. Diese Mischung unter das Fruchtmus mischen und kurz im Topf aufwallen lassen. Dann die Apfelsäure mit dem restlichen Zucker vermischen und ebenfalls unterrühren. Die Masse nochmals drei Minuten aufkochen lassen. Wählen Sie einen großen Kochtopf, da die Masse sehr schäumt. Der Topf darf nicht abgedeckt werden. Die Masse kochend heiß in die Gläser füllen. Dazu einen speziellen Trichter verwenden, damit der Glasrand sauber bleibt. Nach dem Abfüllen die Gläser sofort zuschrauben und für ein bis zwei Minuten auf den Kopf stellen. Dadurch werden im Deckel vorhandene Keime abgetötet.

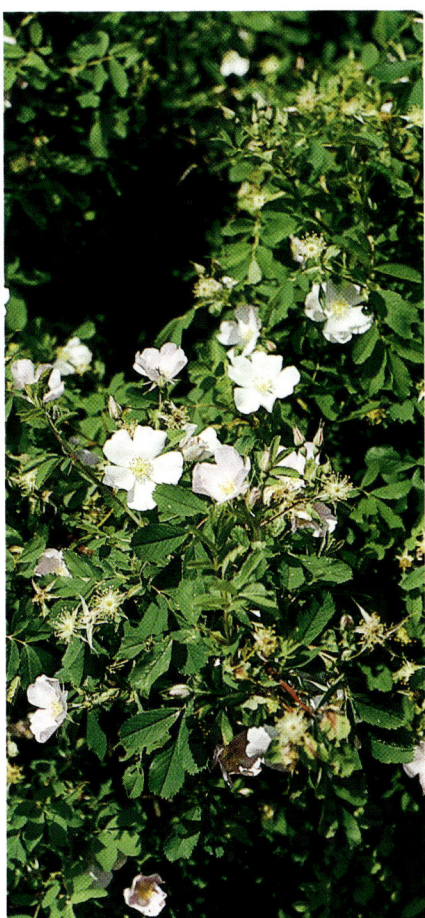

Der Strauch der Hundsrose (*Rosa canina*) kann bis zu fünf Meter hoch werden. Im Juni erscheinen die blassrosa oder weißen Blüten mit ihrem feinen Duft.

WILDROSE – Die Königin

Botanischer Name: *Rosa canina (Rosaceae)*
Andere Namen: Hundsrose, Heckenrose, Hagen Rose, Schlafdorn
Verwendbare Pflanzenteile: die Scheinfrüchte: die Hagebutten, Blüten und Blätter
Doppelgänger: Die Kartoffelrose *(Rosa rugosa)* hat dicke, fleischige Hagebutten. Sie wird leider häufig in öffentlichen Anlagen gepflanzt, obschon sie keine einheimische Art ist. Eine Verwechslung ist aber unproblematisch, da die Kartoffelrose ebenfalls genießbar ist.
Inhaltsstoffe/Wirkstoffe: Blütenblätter: Der einheitlich erlebte Duft ist in Wahrheit ein Gemisch aus den unterschiedlichsten Verbindungen. Chemiker wissen, dass das Rosenöl das komplexeste aller ätherischen Öle ist. Die über 400 Einzelsubstanzen sind noch lange nicht alle identifiziert. Bekannt sind etwa 70 Hauptbestandteile. Es handelt sich dabei um eine Mischung von Terpenen, Sesquiterpenen und deren Alkoholen, Aldehyden, Ketonen und Säuren sowie Estern und Ethern. Hagebutten: hoher Anteil an Vitamin C, Vitamine A, B, E und K, Fruchtsäuren, Spurenelemente.
Wirkung: siehe *Seite 78*

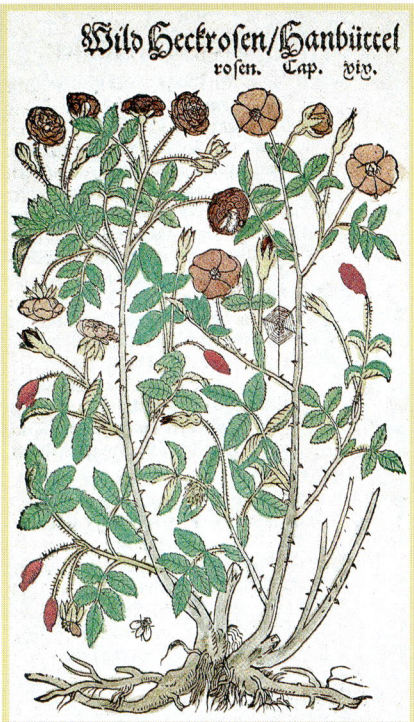

Hieronymus Bock: „Teutsche Speißkammer", Straßburg 1560

Botanik

Wild- und ihre Zuchtformen, die Gartenrosen, müssen deutlich unterschieden werden. In Deutschland kannte man bis zum Anfang des 14. Jahrhunderts nur drei Wildrosenarten, während es in den Gärten bereits eine Vielzahl von Zuchtformen gab. Die Wildrosen blühen normalerweise nur einmal im Jahr und ihre Blüten sind fünfzählig und nicht gefüllt. Sie verströmen einen feinen Duft. Im Herbst bildet sich aus der Blütenachse die Hagebutte, eine Scheinfrucht, aus. Wildrosen sind ökologisch besonders bedeutsame Elemente unserer Kulturlandschaft. Sie sind häufig anzutreffen, doch die wenigsten Menschen wissen um die große Zahl der verschiedenen Arten.

Früher wurden Wildrosen als so genannte „Häger" („Hag" = „Zaun") als lebendige, wehrhafte Begrenzungen angelegt. Leider sind in Folge der Intensivierung der Landwirtschaft viele solcher Häger verschwunden. Neue Pflanzungen verfügen nicht mehr über den Artenreichtum der jahrhundertealten Gebüsche.

Wildrosen lieben einen sonnigen Standort. Ansonsten sind sie äußerst genügsam. Sie gedeihen auch auf steinigem Grund und finden sich selbst in 1600 Metern Höhe. Am liebsten mögen sie kalkhaltige Böden. Sie sind die Urmütter unserer Gartenrosen, doch diese Zuchtformen besitzen bei weitem nicht die Widerstandsfähigkeit ihrer wilden Verwandten.

Am häufigsten trifft man auf die Hundsrose, die *Rosa canina*, deren Strauch bis zu fünf Metern hoch wird. Im Juni erscheinen die zarten, blassrosa oder weißen Blüten mit ihrem feinen Duft. Ab September reifen die leuchtend roten Früchte, die Hagebutten. Andere einheimische Arten sind die Blaugrüne Rose, die Lederrose, die Stumpfblättrige Rose, die Buschrose, die Weinrose, die Feldrose, die Keilblättrige Rose, die Kleinblütige Rose, die Filzrose, die Kratzrose, die Apfelrose, die Rauhblättrige Rose, die Rotblättrige Rose, die Zimtrose, die Alpenheckenrose, die Bibernellrose, die Kriechrose, die Blaßrote Kriechrose und die Essigrose.

Alle diese Arten passen in unsere mitteleuropäische Landschaft. Sie zu pflanzen ist ein Stück aktiver Naturschutz (siehe *Bezugsadressen*). Leider verkaufen Gartencenter und Großgärtnereien zunehmend Wildrosenarten, die in unseren Breiten nicht heimisch sind, wie die *Rosa blanda*, die *Rosa multiflora*, die *Rosa nitida* und vor allem die *Rosa rugosa*, die Kartoffelrose. Die Kartoffelrose z. B. stammt von der nordostasiatischen Halbinsel Kamtschatka, Russland. Sie wurde in den letzten Jahrzehnten in Schleswig-Holstein und vor allem auch auf den nordfriesischen Inseln in großer Zahl zur Befestigung der Dünen angepflanzt. Für diese Aufgabe leistet sie

tatsächlich gute Dienste. Es zeigte sich jedoch, dass die Kartoffelrose alteingesessene Arten verdrängt. Andere Pflanzen werden so in ihrem Wachstum beeinträchtigt, was die Artenvielfalt reduziert. Außerdem können ihre harten Blätter von den meisten einheimischen Insekten gar nicht benagt werden. Die Kartoffelrose findet sich auch immer häufiger im „offiziellen" Grün der öffentlichen Plätze. Der Grund dafür sind wahrscheinlich ihre besonders großen Blüten und die dicken Früchte. Doch das sind auch schon die einzigen Vorteile und sie wiegen die Nachteile nicht auf. Besser für die Flora wäre es, das große Angebot an einheimischen, landschaftsgerechten Arten zu nutzen. Die heimische Tierwelt würde es danken.

Die hiesigen Wildrosen stehen auf der Hitliste der Futtersträucher für Insekten ganz

oben: auf Platz fünf. Insgesamt finden 103 Kleinlebewesen im Wildrosenstrauch Nahrung, davon allein 31 Kleinschmetterlinge. Auch bei den Wildbienen sind die Rosen beliebt, so wird die Hundsrose von zehn verschiedenen Wildbienenarten besucht. In der Hitparade der Futtersträucher für Vögel liegen die Wildrosen auf Platz elf mit 27 Vogelarten.

■ Geschichte und Mythos

Nach den altgriechischen Texten schuf Aphrodite die rote Rose aus dem Blute des Adonis. Auch Rom verehrte die rote Rose überschwänglich bei vielen Gelegenheiten. Sie war als Sinnbild der Liebe und jugendlichen Schönheit der Venus geweiht. Verschwenderisch schmückten Rosenblüten die Bäder und nach dem Bad pflegte süßduftendes Rosenöl die Haut.

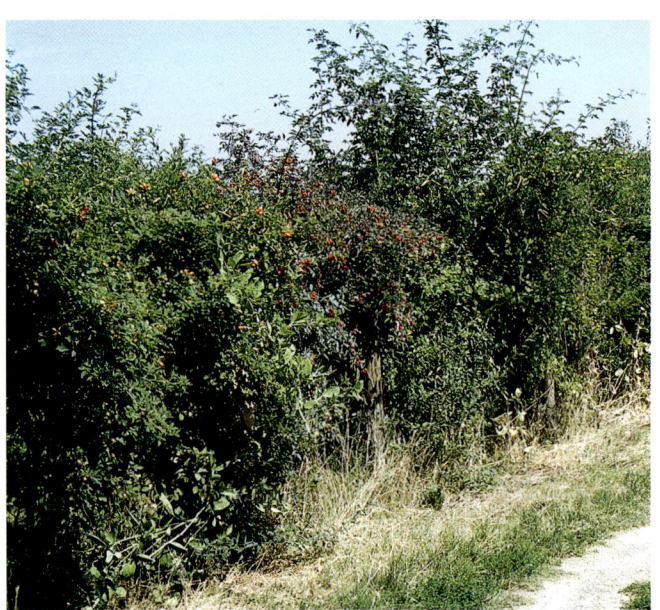

Eine Hecke aus „wilden Rosen" (v.l.n.r.): Hundsrose, Hechtrose und Weinrose. Sie braucht keine Pflege und ist außerdem Augenweide und Gaumenschmaus für Mensch und Tier.

Doch für die Römer hatte die Rose noch eine ganz andere Bedeutung. Man hing Rosensträuche bei Gastmählern und festlichen Gelagen deutlich sichtbar über den Tisch. Diese Rosen galten als Mahnung dafür, das in Weinlaune Erzählte nicht aus dieser Runde fortzutragen. Rosen waren also auch ein Symbol der Verschwiegenheit. Mit den Römern kam die Verehrung der Rose auch zu uns. Besonders im christlichen Glauben spielt sie eine überragende Rolle, das zeigt sich z.B. im Rosenkranz oder in der Legende von der hl. Elisabeth, deren Geschenke für die Armen sich in Rosen verwandeln. Im Mittelalter kannten die Menschen das Wort „Rose" auch noch in der Bedeutung von Grabstätte und Friedhof. Auch eine tiefe Narbe und eine tödliche Wunden wurden „Rose" genannt. Da das Rot der Rosen immer auch ein Zeichen für Blut war, entwickelte sich eine kraftvolle Doppelbedeutung der Rose, einerseits als Symbol für Schönheit, Jugend und Liebe, andererseits aber auch als Zeichen für Verletzung und Tod. Das führte so weit, dass es im Volksglauben hieß, rote Rosen als Geschenk im Krankenzimmer bringen den Tod. Die scheinbar widersprüchlichen Bilder geben der Rose noch heute eine schillernde Bedeutung, die letztlich an die Vergänglichkeit aller irdischen Freuden erinnert.

Im alten Volksglauben schützen alle Sträucher mit Stacheln und so auch die stacheligen Zweige der Wildrose vor Verzauberung. Eine dichte Hecke aus Wildrosen um das Haus sorgte bei seinen Bewohnern für einen ruhigen Schlaf, sie wurde auch „Schlafdorn" genannt. Das Märchen vom Dornröschen ist so gesehen ein Geschichte vom Schlafdorn.

Wildrosen waren auch eine wichtige Pflanze bei den Ritualen rund um die Geburt. In Süddeutschland wurde die Nachgeburt in einem Topf von der Hebamme aus dem Haus zu einem Wildrosenstrauch getragen. Unter dem Strauch wurde der Topf vergraben. Dieser Brauch sollte dem Kind rote Wangen, das heißt Schönheit und Gesundheit verleihen. In anderen Teilen Deutschlands und in Frankreich wurde die Nabelschnur des Neugeborenen unter einem Rosenstrauch vergraben oder auch das erste Badewasser an dieser Stelle ausgeschüttet. Auch diese Sitte sollte die schöne rote Farbe der Wildrosen auf das Kind übertragen.

Wie die Wildrosen selber sollen auch ihre Früchte, die Hagebutten, gegen bösen Zauber wirken. Als Mittel gegen Hexen vergrub man unter der Türschwelle eine Hagebutte. Als besondere Vorbeugung gegen Unfälle und Krankheiten im bevorstehenden Jahr galt das nüchterne Verzehren von drei Hagebutten (immer wieder die magische Drei, wie auch beim Gänseblümchen) am Weihnachtsabend, am Silvesterabend und am Neujahrstag. Auch dem Vieh wurden an Weihnachten und Neujahr Hagebutten ins Futter gegeben.

So rätselhaft wie ihre Symbolik ist auch die Herkunft unserer heutigen Rosen. Die Urahnen der Rosen stammen von dort, wo auch die Wiege der Zivilisation vermutet wird, aus Mesopotamien, dem heutigen Irak. Als Stamm-Mutter gilt die Essigrose, die *Rosa gallica* der Römer.

Ursprünglich wild kommt sie nur in Kleinasien vor. Diese „Gallische Rose"ist eine einfache Rose, mit fünf Blütenblättern und einem bezaubernden Duft. Sie ist die wichtigste Stammart all unserer Garten- und Edelrosen. Eine der ersten wichtigen Kreuzungen wurde mit der *Rosa damascena* durchgeführt, die sich durch ihren extrem guten Duft auszeichnet.

In deutschen mittelalterlichen Texten sind die verschiedenen Wildrosenarten bis auf die *Rosa canina*, die Hundsrose, nur schwer zu identifizieren. Sie werden nur allgemein als „rosa", „hagen" oder „wildirosa" bezeichnet. In dem Entwurf zu dem Klostergarten von St. Gallen aus dem Jahre 820 finden sich zum ersten Mal für unseren Sprachraum Beschreibungen von Rosen. 827 lobt der Dichter Walahfried Strabo im „Hortulus" die blühenden Rosen der Reichenau. Doch im Unterschied zu heute stand im Mittelalter nicht die Schönheit der Knospen im Vordergrund. Die „Königin der Blumen" wurde damals in erster Linie wegen ihres Geschmacks, ihres Duftes und der damit verbundenen medizinischen Wirkungen verehrt.

Die Wildrosen fanden eine äußerst vielfältige medizinische Verwendung gegen Hämorrhoiden, Lungen- und Leberschmerzen, Kopfweh, Augentränen und Geschwüre. Der Samen diente gegen Brustleiden, die Blätter gegen Lungenkrankheiten, die Früchte gegen Magenleiden. Selbst die Rosengallen wurden verwendet. Geradezu als Allheilmittel galt das Rosenöl. In der mittelalterlichen Literatur wird hierfür die Bezeichnung „Panaceum" verwendet. Es wurde gegen Fieber, Brand- und Prellwunden, geschwollene Augen, Ohrenschmerz, Kopfweh, Schwindel, Neuralgien und zur Hautpflege eingesetzt.

Es gab im Nachmittelalter keine Pflanze, die von Seiten der Ärzte, Apotheker und Kräuterweiber mehr empfohlen wurde als die Rose. Die Kräuterbücher waren voll mit Rosenrezepten. Seitenlang wurden die verschiedenen Techniken wie Sieden, Kochen, Auslaugen und Dörren vor allem von roten Rosen angepriesen. Essenzen aus roten Rosen galten als besonders wirksam, denn, so hieß es, „das Blut ist doch auch rot!" Diese Vorstellung ist ein weiteres Beispiel für die überragende Bedeutung der Simile-Magie, *„Similia similibus"*, nach der „Gleiches mit Gleichem" behandelt werden muss (siehe *Seite 28*). Roh wurden Blütenknospen, Blütenblätter und Staubfäden verzehrt. Weitere Rezepturen empfahlen alle möglichen Zubereitungen von Rosenöl, als Rosenwasser, Rosensirup, Rosenessig, Rosenhonig und vieles andere mehr.

■ Wirkung

Schon in den mittelalterlichen Klöstern war die keimtötende, insektenvertreibende und heilende Wirkung der Rose bekannt. Hildegard von Bingen empfahl schon vor knapp 900 Jahren, Rosenblätter regelmäßig zur allgemeinen Stärkung von Herz und Psyche zu essen (Rezept siehe *Seite 35*). Das kann neueren Erkenntnissen durchaus standhalten.

Heute besinnt sich nicht nur die Aromatherapie wieder auf die Rose. Auch die Verwendung ganzer Pflanzenteile zum Kochen und die innere Anwendung von

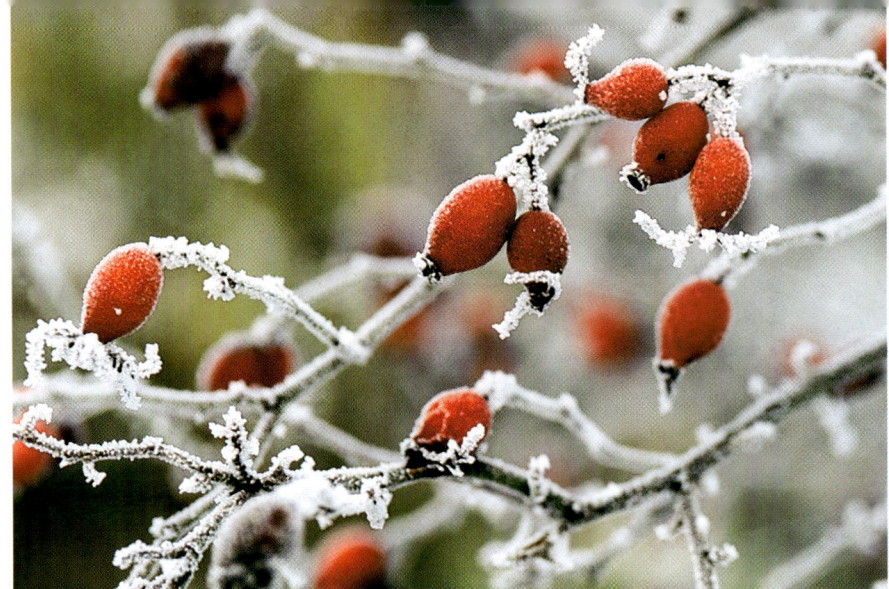

Auch beim ersten Spaziergang im Schnee können Sie noch Hagebutten ernten.

Rosenöl und Rosenwasser werden gerade wiederentdeckt. In Osteuropa ist das alte Wissen in die heutige Zeit gerettet worden: Bei Leberleiden, heißt es dort, soll ein Tropfen Rosenöl auf einen Zuckerwürfel geträufelt das Leiden lindern.

Solches Wissen ist von unschätzbarem Wert, denn inzwischen gibt es einen großflächigen, ökologischen Anbau von Rosen. Das macht die innere Einnahme ebenso möglich wie kosmetische Anwendungen. Moderne wissenschaftliche Forschung konnte einige der Wirkungen bestätigen. 1972 wurde in der früheren UdSSR ein Bericht über den Einfluss von Rosenöl auf Gallen- und Leberbeschwerden veröffentlicht. Die stark wundheilende Wirkung von bulgarischem Rosenöl ist seit langem bekannt. Außerdem weist das Rosenöl antiseptische Eigenschaften auf. Innerlich eingenommen hilft Rosenwasser ebenso wie das ätherische Öl bei Verdauungsstörungen und unterstützt Leber- und Nierenfunktion.

Nicht zuletzt seien die starken emotionalen Wirkungen der verschiedenen Rosenöle genannt, hier in erster Linie der harmonisierende Effekt. Rosenöl, ebenso wie das Rosenwasser, wirken nachweisbar beruhigend und ausgleichend auf die Psyche. Äußerlich angewendet beruhigt Rosenwasser die Haut. Sein kühlender und zusammenziehender Einfluss auf die Kapillaren macht es wertvoll für alle Hauttypen, speziell die alternde, trockene und sensible Haut. Rosenwasser ist ein Geheimtipp bei Augenschwellungen.

■ Ernte und Kulinarisches

Für die Rezepte in diesem Buch interessieren uns nur die Wildrosen, die einmal blühen, wunderbar duften, daher auch gut schmecken und vor allem noch im Herbst die Hagebutten liefern. Die Hagebutten kann man frühestens im Oktober ernten, vorher sind sie noch zu hart und nur äußerst mühsam zu verarbeiten. Man kann also getrost den Winter abwarten, denn auch beim ersten Spaziergang im Schnee lassen sich noch Hagebutten ernten.

■ Küchentipps

Die Ernte der essbaren Blütenblätter beginnt im Juni. Rosenblätter spenden nicht nur ihren Duft, sie dienen als ein köstliches Gewürz mit einem wundervollem Aroma. Aus Blütenblättern können tolle Getränke und Speisen hergestellt werden, von Rosenessig und Rosentrüffel über Rosenbonbons, Rosen-Mousse oder Rosen-Gel bis hin zu Rosen-Milchreis, Rosenbowle und Rosen-Torte. Für alle Rezepte dürfen nur garantiert unbelastete Rosenblätter Verwendung finden. Am besten eignen sich die Blätter von Wildrosen und Centifolien. So heißt es schon in einem alten Rezeptbuch: *„Zeitig am Morgen pflückt man an sonnigen Tagen starkduftende Rosen, die eben im Aufblühen sind, beseitigt die Blätter, spült die Blütenblätter in frischem Wasser ab, lässt sie auf einem Sieb ablaufen."*

Mit frischen Rosenblättern können Sie übrigens jeden Salat nicht nur dekorieren, sondern Sie geben ihm auch einen aparten Geschmack. Schon die heilige Hildegard von Bingen empfahl vor fast 900 Jahren, Rosenblätter in jeden Salat zu geben, zur Stärkung von Körper und Psyche (Rezept siehe *Seite 35*).

Die Hagebuttenernte dagegen beginnt erst im späten Herbst. Basis der meisten Hagebuttenrezepte ist das Hagebuttenmark oder -mus. Früher sagten die Leute: „Täglich einen Esslöffel Hagebuttenmus und die Erkältung kommt erst gar nicht ins Haus." Das Mark ist eine Basis für viele Rezepte und lässt sich gut aufheben. Außerdem ist es köstlich zu Wildgerichten. Dazu sammelt man die Hagebutten im Oktober oder November vor dem ersten Frost. Sie sollten richtig reif sein, das heißt, schon ein ganz kleines bisschen weich. Die frischen Früchte werden von Stielen und Blättern befreit und mit einem scharfen Messer geteilt. Dann kratzt man mit einem scharfkantigen Kaffeelöffel die Kerne aus den Fruchthüllen. Diese werden dann nochmals gewaschen und von feinen Härchen befreit. Die Fruchthüllen lässt man dann eine Nacht knapp mit Wasser bedeckt stehen und kocht sie am nächsten Tag, etwa 30 Minuten, bis sie weich sind. Nun lässt sich die Masse durch eine „Flotte-Lotte" oder auch „Passevit" passieren. Es geht jedoch ebenso, das Mus mit einem Holzlöffel durch ein stabiles Sieb zu streichen. Das Hagebuttenmark ist fertig. Es kann so eingefroren werden oder, nochmals aufgekocht, heiß in saubere Schraub- oder Twist-Off-Gläser gefüllt werden.

Die Hagebutten gründlich waschen, von den Blättern und Stielen befreien und zerteilen. Die Kerne aus den Früchten herausschaben. Einfacher ist es, die ganzen Hagebutten mit dem Schneidstab (Zauberstab) grob zu zerkleinern. Die Äpfel mit einer Reibe grob raffeln. Die Früchte zusammen mit dem Wasser, dem Rotwein und dem Zucker eine gute halbe Stunde kochen. Dann durch ein stabiles Sieb streichen oder durch eine „Flotte-Lotte" und nochmals aufkochen. Heiße Masse in ein vorher mit siedendem Wasser ausgespültes Schraubglas geben und verschließen. Glas für etwa zwei Minuten umdrehen. Die Marmelade dickt von selbst im Glas nach.

Das Ergebnis ist eine Marmelade, die durch ihren köstlichen süßherben Geschmack auch Marmeladenmuffel überzeugt. Die Zutaten sind so preiswert, dass der Wein ruhig etwas exklusiver sein darf.

Hagebuttenmarmelade „Wintersonne" à la Hobbythek	
2 TL	Apfelsäure
4 geh. TL	Apfelpektin HVM
400 g	Zucker
500 g	Hagebutten
250 g	Äpfel
200 ml	Wasser
100 ml	Rotwein

Apfelsäure und Pektin mit drei Esslöffeln Zucker vermengen. Die Hagebutten gründlich waschen, von den Blättern und Stielen befreien und zerteilen. Die Kerne aus den Früchten herausschaben. Einfacher ist es,

Hagebuttenmarmelade „Rotkäppchen"	
1,5 kg	Hagebutten
750 g	Äpfel
100 ml	trockener, fruchtiger deutscher Rotwein
200 ml	Wasser
1,2 kg	Zucker

die ganzen Hagebutten mit dem Schneid-stab grob zu zerkleinern Die Äpfel mit einer Reibe grob raffeln. Die Früchte zusammen mit dem Wasser, dem Rotwein und dem restlichen Zucker eine gute halbe Stunde kochen. Dann durch ein stabiles Sieb oder durch eine „Flotte-Lotte" streichen. Nochmals vorsichtig aufwallen lassen. Zuckermischung zugeben und nochmals aufkochen. Heiße Masse in ein vorher mit siedendem Wasser ausgespültes Schraubglas geben und verschließen. Glas für etwa zwei Minuten umdrehen. Die Marmelade dickt im Glas von selbst nach.

Für die wilde Küche im Herbst ist eine „Flotte-Lotte" nützlich. Eine neue „Flotte-Lotte" ist nicht ganz billig. Manchmal hat man die Gelegenheit, ein noch funktionsfähiges Gerät beim Trödler oder auf dem Flohmarkt zu erstehen.

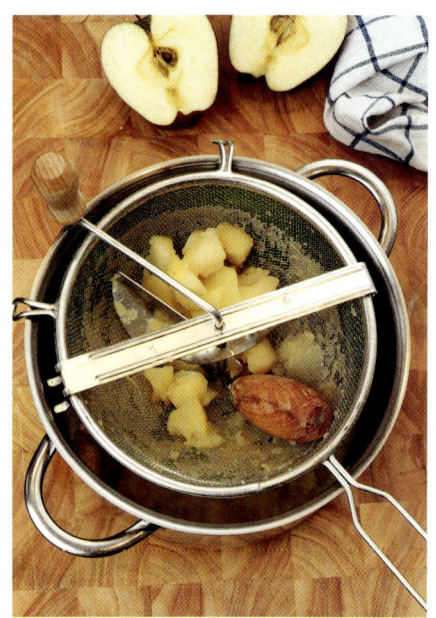

SCHLEHE – Die Zauberpflanze

Botanischer Name: *Prunus spinosa (Rosaceae)*
Andere Namen: Schlehdorn, Schwarzdorn, Heckendorn, Hagedorn, Bockbeerli
Verwendbare Pflanzenteile: Blüten, Früchte, Blätter
Doppelgänger: Verwechslungen sind vielleicht mit verwilderten Pflaumen oder auch mit dem blühenden Weißdorn möglich. Aber im Gegensatz zur Schlehe blüht der Weißdorn erst, wenn auch die ersten grünen Blättern am Strauch sind. Die Schlehe dagegen blüht, bevor ihre Blätter erscheinen. Alle Verwechslungsmöglichkeiten sind harmlos, da es sich nur um andere essbare Arten handelt.
Inhaltsstoffe: Früchte: organische Säuren, Gerbstoffe, Bitterstoffe, Vitamin C. Im Kern: Blausäureglykoside. Blüten: Flavonoide, Kämpferolglykoside, Quercetin, Quercitrin, Rutin, Hyperosid, Amygdalin, Cumarinderivate, Spuren von Blausäureglykosid
Wirkung: siehe *Seite 82*

■ Botanik

Die Schlehe gehört zur großen Familie der *Rosaceae*, der Rosengewächse, zu der auch Brombeere, Himbeere, Felsenbirne, Weißdorn, Vogelbeere und viele andere fruchttragende Bäume und Büsche zählen. Ihr lateinischer Name *Prunus spinosa* leitet sich von „prunum" die Frucht oder auch „prunum" der Pflaumenbaum und „spinosus", „dornig, stachelig" ab. Wahrscheinlich ist die Schlehe der wilde Vorfahre unserer Pflaumen und Zwetschgen. Der deutsche

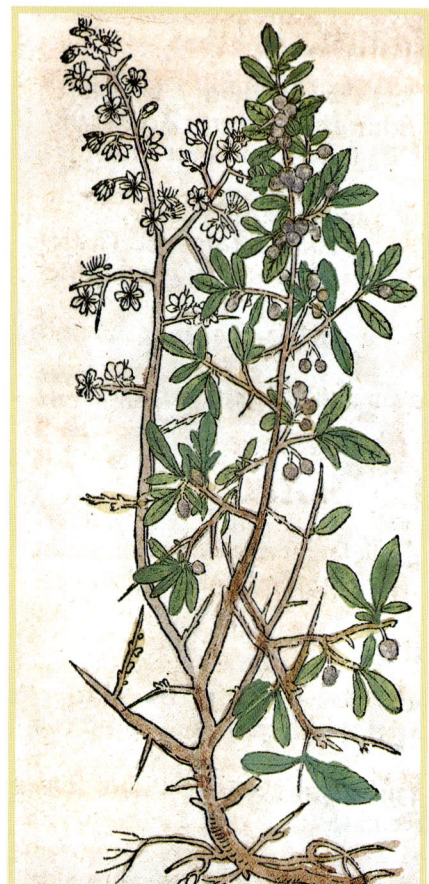

Hieronymus Bock: „Teutsche Speißkammer", Straßburg 1560

Name Schlehe , verwandt mit dem altslawischen „sliva" findet sich noch in dem Namen „Slivovitz", dem beliebten Pflaumenschnaps aus Serbokroatien, wieder. Die Schlehe stammt urspünglich aus Mitteleuropa. Von hier aus wurde sie nach Asien und Nordamerika gebracht. Die

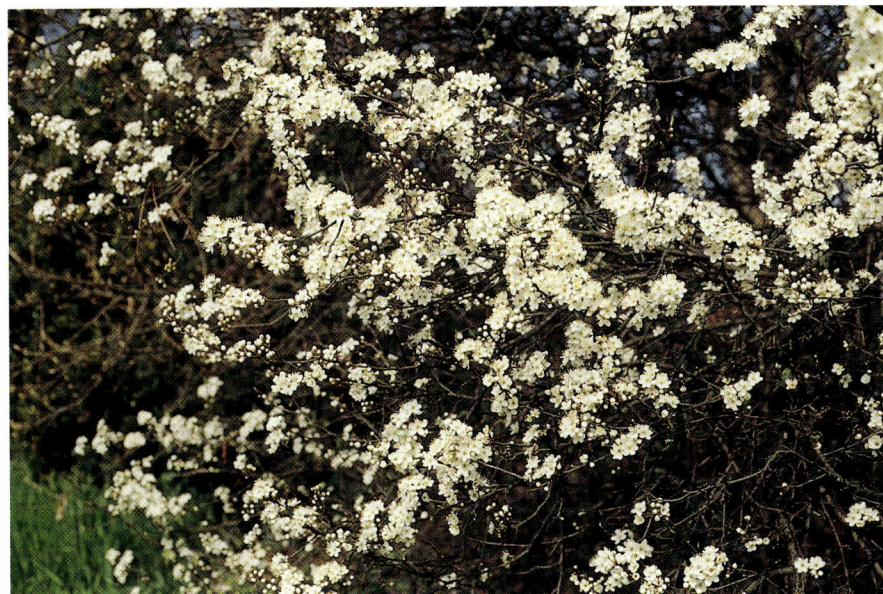
Die kleinen weißen Blüten des Schlehenbusches erscheinen vor dem Blattaustrieb.

Schlehe liebt lichte, vollsonnige, trockene Waldränder und Berghänge. In Schatten kann sie nicht gedeihen. Ansonsten ist dieser Wildstrauch äußerst genügsam und widerstandsfähig.

Nicht umsonst wird die Schlehe auch Schleh„dorn", Schwarz„dorn" oder auch Hecken„dorn" genannt, denn sie ist ein dornig bewehrter Strauch, der meist in Gemeinschaft mit vielen anderen Schlehenbüschen ein schier undurchdringliches Dickicht bildet. Der Schlehdorn erfreute sich deshalb viele Jahrhunderte lang großer Beliebtheit als wehrhafte Einfriedung von Grundstücken und als schützende Hecke in Feld und Flur. Bereits Ende März, Anfang April vor dem ersten Blattaustrieb erscheinen die weißen honigduftenden

Blüten. Die Schlehe ist damit der erste Blütenstrauch in der freien Landschaft. Seine schwarzen dornigen Zweige sind weithin sichtbar mit reinweißen Blüten übersät. Da das Angebot an Blüten zu dieser Jahreszeit noch nicht sehr groß ist, sind sie das Ziel zahlloser Insekten auf der Suche nach Nektar.

Die schwarzen Beeren der Schlehe reifen erst spät im Oktober. Vorher sind sie weder für Menschen noch für Tiere attraktiv. Auch das reife Fruchtfleisch löst sich nur schwer vom Kern. Es ist sehr sauer und hat einen hohen Gerbstoffgehalt. Erst ein kräftiger Frost macht die Früchte weicher und besser genießbar.

Schlehen bieten Schutz und Nahrung nicht nur für Menschen, sondern auch für Vögel, Schmetterlinge und zahllose andere Tierarten. Die einheimische Schlehe steht auf der Hitliste der Futtersträucher für Insekten ganz oben, auf Platz drei, gleich hinter der Salweide und dem Weißdorn. Rund 137 Kleinlebewesen spendet der Schlehenbusch Nahrung, davon allein 73 Kleinschmetterlinge. Auch 18 Wildbienenarten finden Gefallen an der Schlehe. Mit exotischen Gehölzen, wie z. B. dem immergrünen Kaukasus-Kirschlorbeer können dagegen nur drei unserer Vogelarten etwas anfangen. Die heimische Schlehe hingegen bietet 20 Vogelarten Nahrung. Leider verschwinden Hecken aus Schlehen in unserer stark genutzten zersiedelten Landschaft. In einigen Bundesländern steht die Schlehe unter Naturschutz, die Früchte jedoch dürfen geerntet werden.

■ Geschichte und Mythos

Den harten kleinen Schlehenkernen verdanken wir die ältesten geschichtlichen Zeugnisse. Funde in mehreren Pfahlbausiedlungen geben Hinweise darauf, dass gerade die Schlehe schon in vorgeschichtlicher Zeit in der Nähe menschlicher Siedlung wuchs und dass ihre Beeren gesammelt und gegessen wurden. Auch bei Ausgrabungen aus der Jungsteinzeit stießen Wissenschaftler auf Unmengen von Schlehenkernen. Daraus lässt sich schließen, dass bereits seit Jahrtausenden Schlehen ein wichtiges Nahrungsmittel darstellen. Sie wurden über dem Herdfeuer geröstet und damit genießbar gemacht:

„sengten die armen leut die slehen auch etwan ueber dem Fewer/ auf das sie derselben moegen geniessen."
Hieronymus Bock

Viele Autoren vermuten, dass der Schlehdorn zunächst als heidnische Götterpflanze und später als christlicher Kultbaum verehrt wurde. Ihm sollen als Dank für seine heilkräftige Wirkung sogar Opfergaben dargebracht worden sein. Zu den uralten Kultbäumen Mitteleuropas gehören neben dem Schlehdorn auch der Holunder, die Eiche, die Buche, die Linde, die Esche, die Birke, die Erle, die Haselnuss, die Weide und als einziger immergrüner Baum der Wacholder. In ihre Stämme wurden in vorchristlicher Zeit Geheimzeichen und Fruchtbarkeitssymbole eingeritzt. An deren Stelle traten dann mit der Ausbreitung des Christentums geschnitzte Gottes- und Marienbilder. Nach einer schwäbischen Legende entstand aus einem Schlehdorn die Dornenkrone Christi. Als Jesus auf seinem Leidensweg an einer Schlehe vorbeikam, erzitterte sie vor Schuldgefühl. Dieser Liebesbeweis wurde der Legende nach damit belohnt, dass die Schlehe von da an immer als erster Busch im Frühjahr, zur Osterzeit, in einer Wolke aus reinweißen Blüten erscheint.

Diese so „geheiligte" Frühblüte hat große Kraft gegen alles Böse. Sie diente lange als Fruchtbarkeitssymbol und Orakel für zukünftige Ernten. In Böhmen glaubte man, dass wenn man die ersten drei Schlehenblüten ins Bett legt, die Flöhe fürs ganze Jahr aus den Federn vertrieben werden. Schlehenblüten in Milch aufgekocht sollten gegen zu viele Sommersprossen wirken. Isst man die ersten drei Blüten, die das Frühjahr bringt, verhieß das Schutz vor Sodbrennen für den Rest des Jahres. Bricht man vom blühenden Schlehdorn einen Dorn und reibt damit das Zahnfleisch, verschwinden Zahnschmerzen.

Eine andere Sage erzählt, dass die Schlehe durch göttliche Gnade nie von einem Blitz getroffen wird, und auch bei Gewitter ist man unter ihr sicher.

„In den Dornbaum schlaegt kein Blitz,
Wenn es donnert und gewittert.
Unter ihm ist sicherer Sitz,
Wenn die Eiche jaeh zersplittert."
K. Poels

Wie bei allen Dornengewächsen sollen auch die starren, harten Äste der Schlehe Haus und Hof schützen. So hefteten die Bauern am Walpurgisabend Schlehdornzweige an die Stalltüre, um den Hexen den Einlass zu verwehren.
Wolle erhielt früher ihre Schwarzfärbung durch unreife Schlehen. Und auch beim Spinnen der Wolle erwies sich die Schlehe als äußerst nützlich. Die Arbeiterinnen kauten bei ihrer stundenlangen Arbeit gerne die getrockneten Kerne. Das förderte den Speichelfluss und die Wolle glitt umso schneller durch die Finger.

■ Wirkung

Hildegard von Bingen beschreibt um 1150 die grünen Dornen und die reifen Früchte als wirksam gegen die verbreitete Gicht. Seit dem Mittelalter werden die Schlehenfrüchte wegen ihrer „zusammenziehenden Natur und stopffender Krafft und Wuerckung" gelobt. Schlehen sollten gegen Appetitlosigkeit und leichten Durchfall helfen.
Blüten, Beeren und deren Saft fanden als „Schlehensaft-Wasser" und als „Blüth-Wasser" innerlich und äußerlich Anwendung gegen Magendrücken, Mundgeschwüre und Seitenstechen. Die extrem sauren

Früchte wurden zur besseren Genießbarkeit der Medizin und sicher auch zur Geschmacksverbesserung in Honig eingelegt oder in Wein aufgekocht. Ab dem 16. Jahrhundert wurde sogar Wein aus Schlehen hergestellt: „Die armen Leute machen aus den Schlehen, wie auch aus wilden Äpfeln und Birnen einen Trank, wenig besser als rohes Wasser", so ein Prof. Rosenbach aus Herborn um 1620, und Prof. Senckenberg berichtet 1736 aus dem Siegerland: „Schlehen sind hiesiger Wein." So wurden die Schlehen und der schlechte Wein, den man daraus brereiten konnte zur Metapher für eine arme, kalte Heimat:

„Das ist meine Heimat. Da hinten hab ich
schon als kleines Kind am
allerliebsten gespielt. Und guck hier,
unner der Heck, da han mir als
Kinner immer Räuber und Schandarm
gespielt. Und aus Laub und alten
Kartoffelsäcken han wir uns Hütten
gebaut. Da drüben, guck mal da rein,
wos so dunkel ist im Gestrüpp. Und das
da is ein Schlehenbusch. Weißt du,
Lucie, die Schlehen, die sind so sauer,
dass man sie überhaupt net essen
kann. Und deshalb werden sie Hunsrück-
wein genannt. . ."
Peter Steinbach/Edgar Reitz „Heimat"

Andererseits verrät ein Geheimrezept aus derselben Zeit, dass man tatsächlich mit Hilfe von Schlehen versuchte zähen Wein zu verbessern. Dazu wurden grüne Schlehbeeren in einem Mörser zerstoßen, in das Fass mit dem schlechten Wein geworfen und dann zehn Tage lang immer wieder kräftig umgerührt. Scheinbar war der Erfolg doch nicht so durchschlagend, sonst hätte sich diese Methode sicher bis heute gehalten.

Weit beliebter als der Schlehenwein war immer schon der Schlehenbranntwein oder auch Schlehenschnaps genannt und der Schlehenlikör. Er galt als Genussmittel und auch als Medizin und war in Apotheken erhältlich.

Die weißen, kleinen Blüten der Schlehe sind wahrscheinlich eines der ältesten Naturheilmittel überhaupt. Die zarten Blüten müssen vorsichtig gesammelt und in einem warmen Raum getrocknet werden. Aus einem Teelöffel Blüten lässt sich eine Tasse Tee zubereiten. Mit kochendem Wasser aufgießen und unter gelegentlichem Umrühren fünf Minuten ziehen lassen, dann absieben. Bei normaler Dosierung von täglich drei Tassen sind bei diesem Heiltee keine Nebenwirkungen zu erwarten. Dennoch wird empfohlen, Schlehentee, wie alle anderen Heiltees, nur kurmäßig zu trinken. Alle vier Wochen sollte ein anderer Kräutertee getrunken werden.

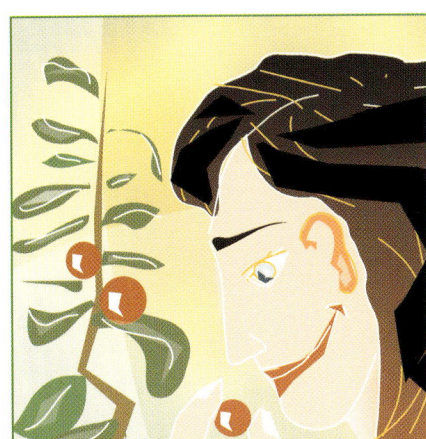

Sauer macht lustig. Statt eines sauren Bonbons lieber mal eine Schlehe lutschen.

Der Kern der Schlehenfrucht ist blausäurehaltig. Das klingt zunächst einmal sehr gefährlich. In Maßen genossen ist der Blausäureanteil jedoch unbedenklich. Die Kerne sollten allerdings nicht zerbissen werden. Die Blausäure verleiht dem Schlehenlikör das bittermandelartige Aroma. Schlehen wirken „adstringierend", das heißt zusammenziehend. Das ist die Ursache für eine Fülle weiterer Wirkungen: sie sind harntreibend, leicht abführend, entzündungshemmend und appetitanregend. Größere Mengen Schlehen dürfen nicht verzehrt werden! Roh verursachen sie Magen- und Darmbeschwerden. Aber eine Gefahr der Überdosierung besteht schon deshalb nicht, weil die Ernte so mühsam ist und ihr Geschmack so extrem sauer, dass „einem das Maul bis hinter die Ohren gezogen wird".

Die innere Anwendung ist eine Wohltat bei Erkältungen, Appetitmangel und in Zeiten der Rekonvaleszenz. Also genau das Richtige für den körperlichen „Frühjahrsputz". Aus Schlehenblüten wird auch ein feines Öl gewonnen. Es dient als Massageöl, für Fußbäder, aber auch für die medizinische Hautpflege.

■ Ernte und Kulinarisches

Die Schlehenblüten für einen Frühjahrsteeaufguss kann man je nach Klima schon Ende März ernten. Sie haben zu dieser Zeit einen besonders zarten Mandelgeschmack. Man kann die getrockneten Blüten auch mit schwarzem Tee mischen. Die herb-sauren Früchte sind hingegen erst nach dem ersten Frost genießbar. Sie schmecken dann milder und lassen sich besser verarbeiten. Doch leider haben zu diesem späten Zeitpunkt schon die Vögel

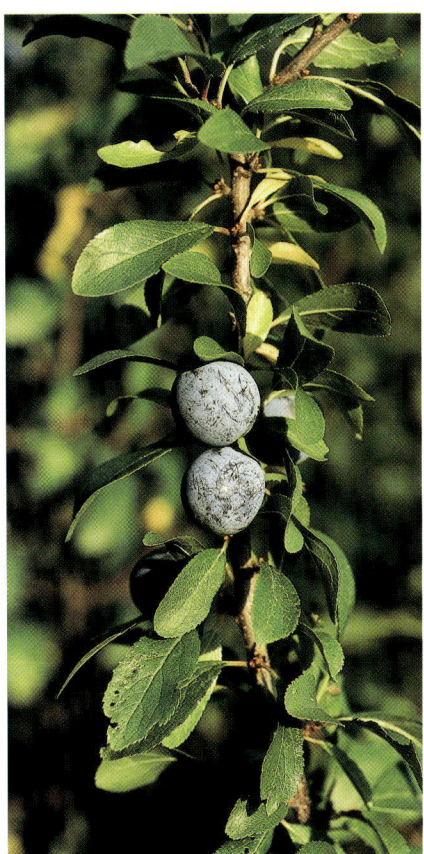

Die herb-sauren Schlehenfrüchte sind erst nach dem ersten Frost genießbar. Dann schmecken sie wesentlich milder und lassen sich auch besser verarbeiten.

für die erste Ernte gesorgt. Daher ist es schlauer, früh zu ernten und die Beeren einfach im Hause geschützt liegen zu lassen. Moderne Küchentechnik ist geeignet, die Früchtchen so richtig mürbe zu machen. Dazu füllt man sie, am besten in

100-Gramm-Portionen, in Gefrierbeutel und friert sie ein. Nach ein paar Tagen lassen sie sich nach dem Auftauen gut weiterverarbeiten.

Schlehen schmecken, ähnlich wie Holunder und Hagebutten, hervorragend mit Pflaumen, Äpfeln und Birnen kombiniert. Sie haben einen so „starken Wildcharakter" und Eigengeschmack, dass sie ihn auch in Gemeinschaft mit der „kultivierten" Verwandtschaft nicht verlieren. Ihr Aroma wird dominieren. Ein Wildfrucht-Tee lässt sich aus getrockneten Beeren bereiten. Man kann eine getrocknete Schlehe aber auch einfach mal zwischendurch kauen. Getrocknet schmecken Schlehen angenehm sauer und gleichzeitig mild.

Wer Schlehen ernten will, muss sich auf eine mühevolle Arbeit gefasst machen. Das liegt an den festen, langen Dornen, die den Schlehbusch zu einem idealen Vogelschutzgehölz machen. Nur Kleidung und unempfindliche Handschuhe schützen vor Verletzungen. Außerdem variiert die Ausbeute der Schlehenernte von Jahr zu Jahr extrem. In manchen Jahren findet man im dornigen Gestrüpp kaum eine Beere. In anderen Jahren sind die Hecken voll behangen mit den schwarzblauen Kugeln. Doch auch dann dauert es rund eine Stunde, um ein Kilogramm Früchte zu pflücken.

Tipp: Mit den Steinen der Schlehen lassen sich, ähnlich wie mit Kirschsteinen, auch Kissen füllen. Man erwärmt die Kissen im Backofen oder in der Mikrowelle und legt sie auf schmerzende Muskeln oder Gelenke. Die Kerne vermögen die Wärme wunderbar zu speichern.

■ Küchentipps

Die Lieblingsrezepte mit Schlehen sind Marmeladen oder Liköre, die außerdem noch verdauungsfördernd wirken. Die Früchte sind auch als ungewöhnliche süßsaure Beilage in Essig eine Köstlichkeit.

Schlehenlikör „Hexenschreck"

(für ca. 1,5 l Likör)

500 g	vollreife gefrorene Schlehenfrüchte
1 l	fruchtig herber deutscher Rotwein
3	Gewürznelken
1	ganzes Stück Zimtrinde
2 Stück	Sternanis
300 g	Zucker
1 Päckchen	Vanillezucker
5 EL	Rum
1 l	reiner Weizenkorn oder Wodka (38 %)

Die Schlehen waschen, trocknen und einen kleinen Teil der Früchte in einem Steinmörser mit den Kernen zerstoßen, denn die Kerne geben das Bitteraroma (Vorsicht, nicht zuviel, siehe *Seite 83*). Die anderen Früchte nur so weit drücken, dass die Kerne heil bleiben. Am einfachsten zerkleinert man die Früchte grob mit einem Rührstab. Die Masse gerade mit Wasser bedeckt aufkochen und abkühlen lassen. Dann den Rotwein zugeben und eine Woche in einem kühlen und dunklen Raum ziehen lassen. Die Mischung passieren und dann nochmals mit den Gewürzen aufkochen. Den Zucker und den Vanillezucker zugeben und fünf Minuten weiterkochen

lassen. Wieder abkühlen. Zuletzt die Flüssigkeit mit dem Alkohol vermischen. Den Likör in Flaschen füllen und kühl lagern. Schlehenlikör schätzten schon unsere Vorfahren zum Aufwärmen an kalten Wintertagen.

Schlehenmarmelade „Wilde Pflaume" à la Hobbythek

2 TL	Apfelsäure
4 geh. TL	Apfelpektin HVM
400 g	Zucker
250 g	tiefgekühlte Schlehen
250 g	tiefgekühlte Pflaumen
250 ml	Rotwein oder Traubensaft
1 Prise	Gewürznelkenpulver

Apfelsäure und Pektin mit drei Esslöffeln Zucker vermengen. Die Früchte auftauen, gründlich waschen und zerdrücken. Die Pflaumen zerteilen. Die Früchte mit Wasser begießen, so dass sie gerade bedeckt sind, dann den Rotwein, den restlichen Zucker und das Gewürznelkenpulver zugeben und alles eine gute halbe Stunde kochen. Durch ein stabiles Sieb oder durch eine „Flotte-Lotte" streichen. Nochmals vorsichtig aufwallen lassen. Zuckermischung zugeben und ein weiteres Mal aufkochen. Die heiße Masse in ein vorher mit siedendem Wasser ausgespültes Schraubglas geben und verschließen. Glas für etwa zwei Minuten umdrehen. Die Marmelade dickt im Glas nach.

Schlehenmarmelade regt den Appetit an.

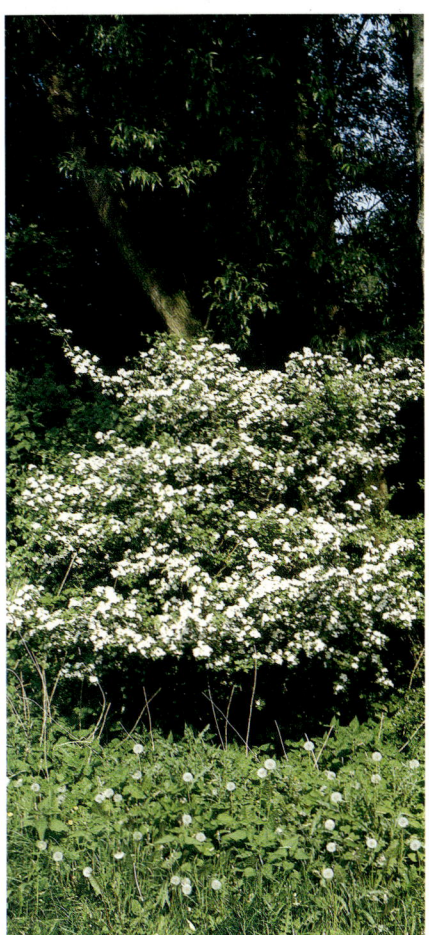

Der Weißdorn findet sich als Pioniergehölz auf unbewirtschafteten Wiesen und Weinbergen, an Waldrändern und auf Lichtungen.

ZWEIGRIFFLIGER WEISSDORN
„Hüter der Schwelle"

Botanischer Name: *Crataegus laevigata (Rosaceae)*
Andere Namen: Mespelbaum, Hagedorn, Hagandorn, Hundsdorn, Rotdorn
Verwendbare Pflanzenteile: Blätter, Blüten und Früchte
Doppelgänger: Es gibt eine zweite sehr ähnliche Weißdornart, den eingriffligen Weißdorn *(Crataegus monogyna)*, die sich nur sehr wenig vom zweigriffeligen unterscheidet und sich genauso für die kulinarische und heilsame Nutzung eignet. Die Früchte des Weißdorns ähneln entfernt denen des Mehlbeerbaum *(Sorbus aria)*. Der Mehlbeerbaum ist jedoch auf der Unterseite seiner Blätter silbrig behaart. Die Früchte lassen sich genauso verwerten wie Weißdornfrüchte. Es besteht also keinerlei Gefahr bei einer Verwechslung.
Inhaltsstoffe: Früchte: Vitamin C, Pektine, Procyanidine, Flavonoide, Flavonglykoside, Procyanidine, Saponine, Gerbsäuren, Mineralstoffe.
Wirkung: Herzmittel (siehe *Seite 87*)

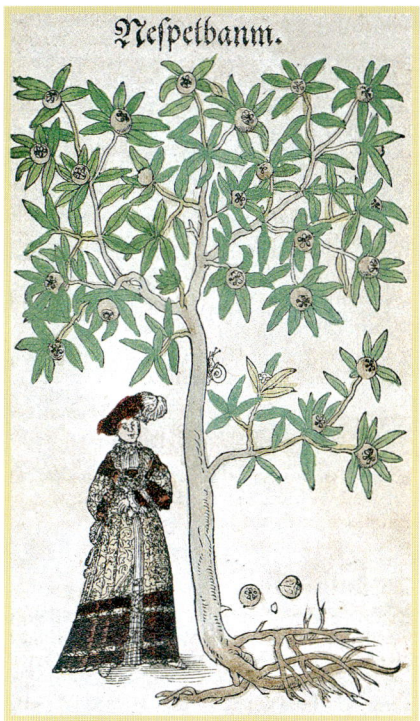

Hieronymus Bock: „Teutsche Speißkammer", Straßburg 1560

„Im Morgengraun des 1. Mai
ein junges Mädchen draußen sei.
Im Weißdorntau spazierengehn
macht junge Mädchen wunderschön."
Volksmund

■ Botanik

Der Weißdorn wächst normalerweise als dorniger Strauch oder Hecke. Es gibt aber auch Weißdornbäume. Der Weißdorn bevorzugt sonnige Hänge mit magerem Boden. Er findet sich als Pioniergehölz auf unbewirtschafteten Wiesen und Weinbergen, an Waldrändern und auf Lichtungen. Weißdorne gehören wie Wildrosen zur Familie der Rosengewächse. Ökologisch gelten sie als besonders wertvolle Pflanzen in unserer Kulturlandschaft. Zwei Wildarten, der eingriffelige und der zweigriffelige Weißdorn, sind eng miteinander verwandt. Im Mai blüht der Weißdorn. Gleichzeitig mit den Blüten erscheinen die jungen Blätter. Das unterscheidet ihn von den Schlehenbüschen, die fast zur gleichen Zeit blühen, aber ohne Blätter. Den Unterschied zwischen beiden Sträuchern erkennt auch die Nase leicht. Die Blüten des Weißdorns riechen sehr unangenehm, fast penetrant, während die Schlehenblüten einen milden, honigartigen Duft abgeben.

Der Weißdorn verträgt einen kräftigen Rückschnitt, er ist deshalb auch eine ideale Heckenpflanze. Zahllose Tiere, Käfer, Hautflügler und Vögel ernähren sich vom Weißdorn und nisten in ihm. Die Weißdornfrüchte sind botanisch betrachtet Apfelfrüchte und sehen auch tatsächlich aus wie winzige, rote Äpfelchen. Sie enthalten ein bis zwei harte Kerne. Der einheimische Weißdorn steht auf der Hitliste der Futtersträucher für Insekten auf Platz zwei, gleich hinter der Salweide. Etwa 163 Kleinlebewesen suchen und finden im Weißdorn Nahrung, davon allein 56 Kleinschmetterlinge. Auch 16 Wildbienenarten bevorzugen Weißdorn. Am heimischen, eingriffeligen und zweigriffeligen Weißdorn finden 32 Vogelarten Nahrung. Mit dem exotischen Verwandten, dem Lavalls Weißdorn, können im Gegensatz dazu nur drei unserer Vogelarten etwas anfangen.

■ Geschichte und Mythos

Der alte deutsche Name für den Weißdorn ist „Hagedorn". Er stammt von dem althochdeutschen Begriff „Hag" ab, was so viel wie „Einfriedung" bedeutet. Bis zu Beginn des 17. Jahrhunderts war nur die Bezeichnung „Hagedorn" geläufig, die auch allgemein für Dornengebüsche verwendet wurde. So war jeder Dornbusch ein Hagedorn, der Feinden den Eingang zum Haus verwehrte. Die festen Dornen bildeten einen undurchdringlichen Schutz. Die Abwehr galt nicht nur Feinden und wilden Tieren, sondern auch Geistern, Dämonen und Hexen. Das deutsche Wort „Hexe" hat sich sprachgeschichtlich aus „Hagazussa" entwickelt, was so viel bedeutet wie „Zaunreiterin". Es meint Menschen, die mit einem Bein im Hier und Jetzt stehen, mit dem anderen in einer spirituellen oder auch magischen Anderswelt. Das „Hageweib", die gefürchtete Hexe, war also ganz nah bei den Menschen und gleichzeitig Teil der Wildnis.

Der Weißdorn war das Symbol der Einheit und Unteilbarkeit der von ihm umfriedeten Flächen. Alte Überlieferungen sprechen dem Weißdorn als Baum besondere Kräfte zu. Von den Blättern des Baumes soll Balsam träufeln, und die ihn umgebende Luft wird als so heilkräftig beschrieben, dass kranke Menschen und Tiere unter seiner schützenden Laubkrone gesund werden. Im Jahre 1468 soll Graf Eberhard von Württemberg einen Weißdornzweig vom Grabe Christi mitgebracht haben, der sich im Klostergarten von Einsiedel zu einem solch kräftigen Baum entwickelte, dass vierundzwanzig Steinsäulen ihn stützen mussten. Die rote Farbe seiner Früchte weist auf Schutzwirkungen hin, die das Blut betreffen (siehe „Wirkungen", Seite 87).

Aber der Weißdorn ist auch im übertragenen Sinne für den Herzschmerz zuständig. Als Hagazussa „Hüter der Schwelle" soll der Weißdorn den richtigen Augenblick erkennen, ein verwundetes Herz zu öffnen. Weißdornblüten und -früchte können daher die Menschen auf eine neue Liebe vorbereiten. Als Rest eines frühen Minnekultes hat sich in der Pfalz der Brauch erhalten, in der ersten Mainacht an die Fenster und Tür der Auserwählten blühende Weißdornzweige zu stecken.

Ähnlich wie bei der Schlehe gibt es auch vom Weißdorn Geschichten, die erzählen, die Dornenkrone Christi sei aus Weißdornzweigen geflochten worden. Betrachtet man jedoch die Flora in Palästina, besonders in der Gegend um Jerusalem, so kommt eigentlich nur ein Gewächs, der „Christusdorn", dafür in Frage.

Doch auch noch von ganz anderen handfesten Anwendungen berichten die alten Quellen. So sollen die harten dornigen Stämme des Weißdorns zur Züchtigung „widersetzlicher Knechte und Mägde" verwendet worden sein. 1713 findet sich in einem Kräuterbuch die Notiz:

„Seine Aeste werden zu den Geisseln gebraucht. Seynd auch dem faulen Gesinde fast heilsam und gesund! Dasselbige damit wacker zu machen und damit fortzutreiben."

Dieses Verständnis von „heilsam und gesund" ist glücklicherweise heute überwunden. Weit friedlicher war die Verwendung des harten Holzes als Spazierstock. Aus der Rinde und der Wurzel wurde außerdem gelber Pflanzenfarbstoff gewonnen, und die Kinder spielten mit den getrockneten Früchten. Sie nutzten sie wie eine Art Perlen und bastelten Halsketten und Armbänder. Aus den gerösteten Kernen der Weißdornfrüchte stellte man in Notzeiten, noch während des Ersten und Zweiten Weltkrieges, einen willkommenen Kaffee-Ersatz her.

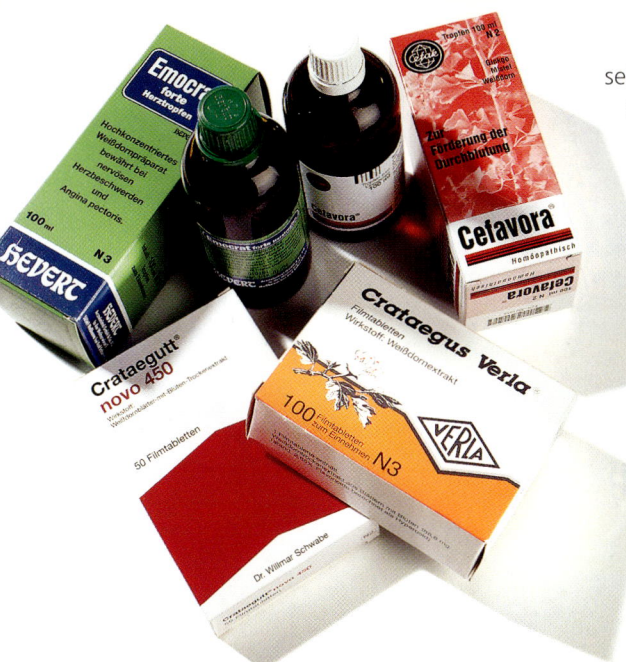

Die blutroten Früchte des Weißdorns sind herzstärkend und helfen bei leichteren Formen von Herzerkrankungen. Sie sind Bestandteil einer Reihe von Herzmitteln.

■ Wirkung

Tatsächlich sind die blutroten Früchte herzstärkend und helfen bei leichteren Formen von Herzerkrankungen. Es scheint so, als wollten sie mit ihrer Farbe darauf hinweisen, wofür sie nützlich sein können. Die Früchte haben einen hohen Pektingehalt. Pektine sind Substanzen, die auch als Geliermittel verwendet werden. Forschungen haben ergeben, dass Pektine den Cholesterinspiegel senken können. Die besonders herzwirksamen Substanzen sind die Procyanidine und die Flavonoide. Diese sekundären Pflanzenstoffe kommen in der ganzen Pflanze vor und fördern die Durchblutung des Herzens und der Herzkranzgefäße.

■ Ernte und Kulinarisches

Die Erntezeit der Weißdornfrüchte reicht bis weit in den November hinein. Der erste Frost gibt ihnen die tiefrote Farbe. Ihre herben Früchte lassen sich zwar auch schon roh verzehren, aber kulinarisch ist das noch kein Höhepunkt. Man kann aber auch schon im September mit der Ernte beginnen und die Früchte zum Nachreifen mindestens eine Woche liegenlassen, damit sie etwas weicher werden. Noch einfacher: Man friert sie ein. Das hat den Vorteil, dass im September die tierischen Konkurrenten noch nicht abgeräumt haben. Es lohnt sich, einen Teil der Früchte für den eigenen Haustee „Winterwärme" zu trocknen. Beim Kochen der Früchte entwickelt sich zunächst der gleiche, leicht unangenehme Geruch, wie er im Frühjahr von einer blühenden Weißdornhecke ausströmt. Die biogenen Amine (z. B. Trimethylamin) werden in der warmen Frühlingssonne und genauso beim Erhitzen freigesetzt. Dieser Gestank verliert sich jedoch schnell und weicht einem köstlichen Aroma.

Auch die ganz jungen Blätter des Weißdorns, die im April erscheinen, haben einen überraschend angenehm nussigen Geschmack und sind eine Bereicherung für jeden Frühlingssalat.

Um die herzstärkende Wirkung des Weißdorns in die Flasche zu bannen, werden im Mai Blätter und Blüten gesammelt und ein Drittel Pflanzenmasse mit zwei Drittel klarem Schnaps, Wodka oder Obstler aufgesetzt (Basisrezept *Seite 74*). Die Flasche muss mindestens sechs Wochen an einem warmen Platz oder auf einer sonnigen Fensterbank stehen. Dann abseihen, das Ergebnis sind hausgemachte Herztropfen. Aus Weißdornblättern und -blüten lässt sich auch ein Tee zubereiten oder mit einer eigenen Hausteemischung kombinieren. Geerntet werden vorzugsweise die ganz jungen und frischen Blüten, denn dann haben sie auch noch keine Schadstoffe aus der Luft aufgenommen.

■ Küchentipps

Die Früchte des Weißdorns vertragen sich gut mit Äpfeln und Birnen. In dieser Kombination lassen sich vielfältige, köstliche Marmeladen, Gelees und Desserts herstellen. Mit der Kombination aus Wildfrüchten und Zuchtformen genießt man einerseits das intensive herb-aromatische Aroma der Wildfrucht und ihre geballten Inhaltsstoffe , andererseits aber auch die Fülle und Milde des Zuchtobstes. Auch lassen sich so die Wildfrüchte für die Rezepte sparsamer dosieren. Weißdorn verleiht jeder Zubereitung eine wunderbare, tiefrote Farbe. Geben Sie einfach ihren gewohnten Dessertrezepten etwas Weißdornmus zu. Die Zubereitung ist dieselbe wie bei Hagebutten (siehe *Seite 79*).

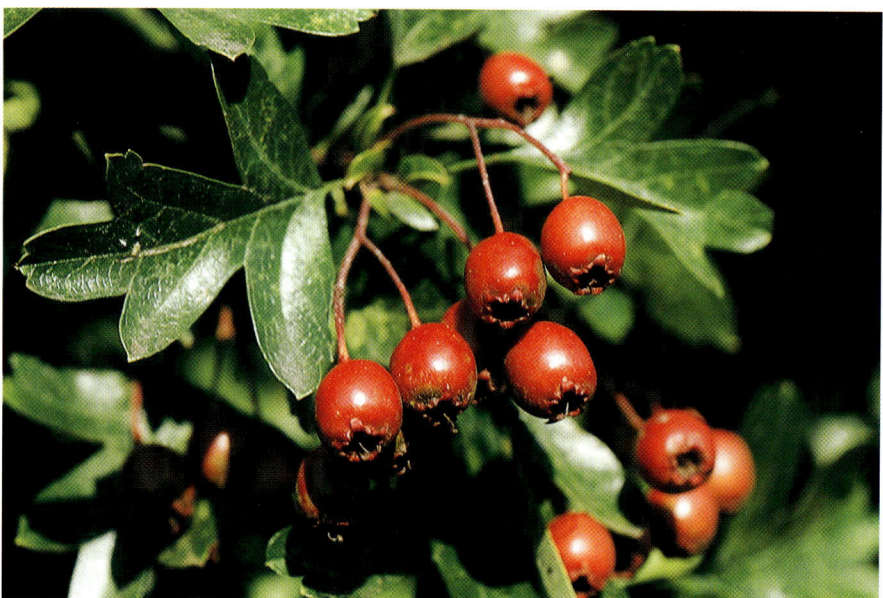

Die Früchte des Weißdorns vertragen sich gut mit Äpfeln und Birnen. In dieser Kombination lassen sich köstliche Marmeladen, Gelees und Desserts herstellen.

Weißdornlikör „Herzblut"

(für 1 Flasche)

200 g	Weißdornfrüchte
100 g	Kandis
1 Flasche	Weizenkorn
	oder Wodka (32 %)

Die Weißdornfrüchte waschen, sorgfältig verlesen und in eine Flasche füllen. Den Zucker und den Alkohol dazugeben. In einem warmen Raum mindestens vier Monate ziehen lassen. Danach den Likör filtern.

Tee „Herzenssache"

100 g	getrocknete Hagebutten
100 g	Weißdornfrüchte
50 g	Schlehen

Die Früchte mischen und mit dem Schneidstab grob zerkleinern. Das Gemisch in ein braunes, dichtes Schraubglas geben (in der Apotheke erhältlich). Für den Tee einen Esslöffel pro Tasse mit kochendem Wasser aufgießen und zehn Minuten ziehen lassen. Nach Geschmack süßen.

Tipp: Die Inhaltsstoffe bleiben noch besser erhalten, wenn man die Früchte nur kurz erwärmt und, noch bevor sie ganz weich gekocht sind, mit einem Mixer püriert.

Weißdorndessert „von Herzen"

(für 4 Personen)

1 kg	Weißdornfrüchte
1 kg	Äpfel
	Apfelsaft
	Zucker oder Honig nach Geschmack
	Löffelbisquit
	Weißdornlikör oder ein anderer Likör

Die Weißdornfrüchte waschen, sorgfältig verlesen. Die Äpfel in Stücke schneiden. Die Früchte mischen und knapp mit Apfelsaft bedeckt aufsetzen und bei kleiner Hitze köcheln lassen, bis alles weich ist. Das dauert etwa eine Viertelstunde. Das Mus durch ein kräftiges Sieb oder eine „Flotte-Lotte" passieren, um die Kerne zu entfernen. Abkühlen lassen. Eine rechteckige Schale mit Löffelbisquit auslegen. Mit dem Likör oder alternativ mit etwas Apfelsaft beträufeln. Das Weißdorn-Apfelmus über die Bisquits streichen. Darauf wieder eine Bisquitschicht legen und zum Abschluss wieder eine Schicht Mus darüber streichen. Kühl stellen und kurz vor dem Servieren mit Blättern oder Blüten garnieren.

Wilde Pflanzen umgeben uns im wahrsten Sinn des Wortes auf Schritt und Tritt. Einmal auf sie aufmerksam geworden, bieten sie überraschende Geschmackserlebnisse und sind gleichzeitig Lebenselixier. Die Quelle für die heimische Küchenapotheke findet sich in jedem vergessenen Stückchen Natur, im Garten und vor allem auch außerhalb des Zaunes. Preiswerter und gesünder geht es kaum noch!

Damit Sie einen Überblick über die besten Erntezeiten der im Buch vorgestellten Pflanzen bekommen, haben wir Ihnen den folgenden Erntekalender zusammengestellt:

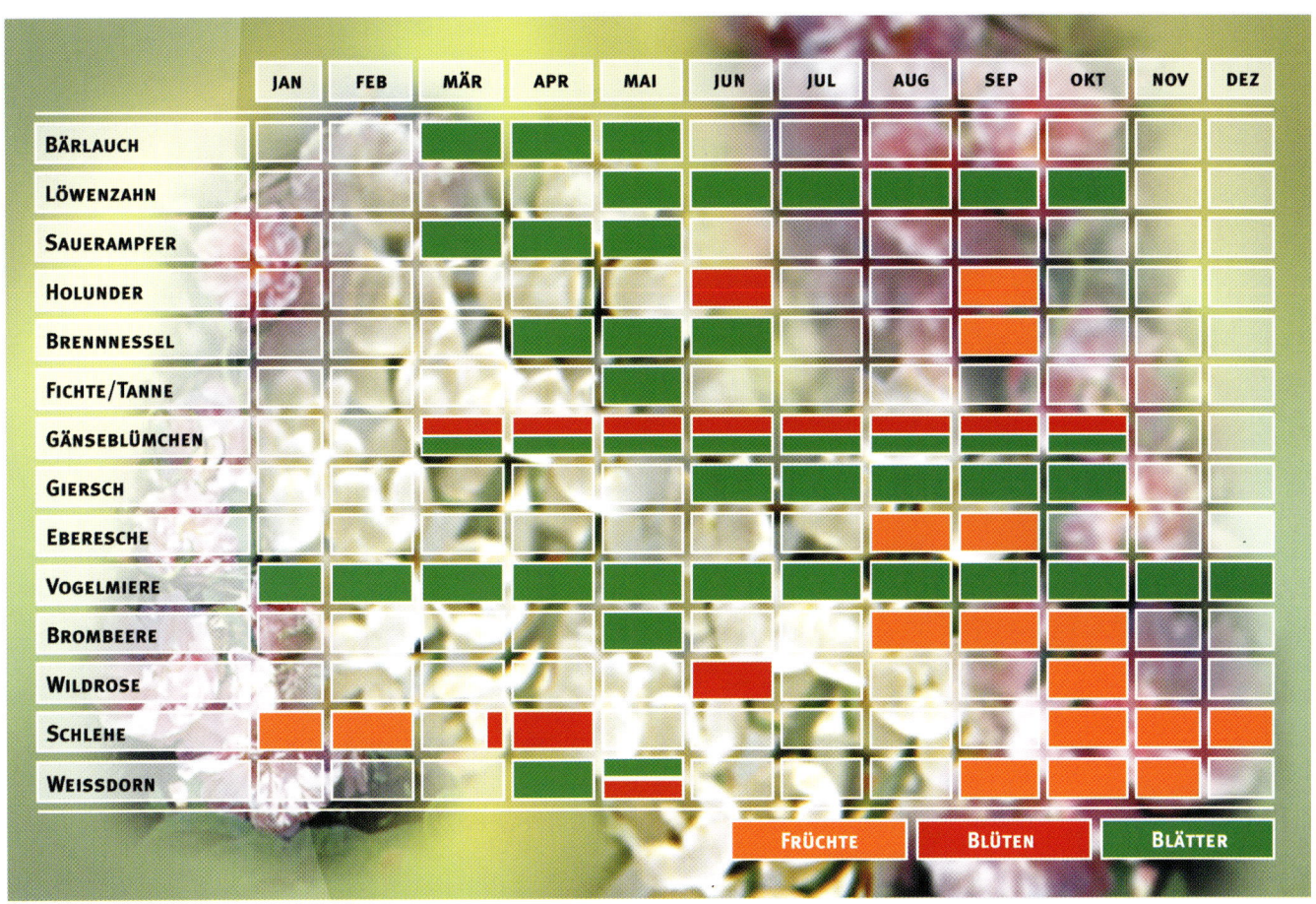

	JAN	FEB	MÄR	APR	MAI	JUN	JUL	AUG	SEP	OKT	NOV	DEZ
BÄRLAUCH			Blätter	Blätter	Blätter							
LÖWENZAHN					Blätter	Blätter	Blätter	Blätter	Blätter	Blätter		
SAUERAMPFER			Blätter	Blätter	Blätter							
HOLUNDER						Blüten			Früchte			
BRENNNESSEL				Blätter	Blätter	Blätter			Früchte			
FICHTE/TANNE					Blätter							
GÄNSEBLÜMCHEN			Blüten	Blüten	Blüten	Blüten	Blüten	Blüten	Blüten	Blüten		
GIERSCH				Blätter	Blätter	Blätter	Blätter	Blätter	Blätter	Blätter		
EBERESCHE								Früchte	Früchte			
VOGELMIERE	Blätter	Blätter	Blätter	Blätter	Blätter	Blätter	Blätter	Blätter	Blätter	Blätter	Blätter	Blätter
BROMBEERE					Blätter			Früchte	Früchte			
WILDROSE						Blüten				Früchte	Früchte	
SCHLEHE	Früchte	Früchte	Blüten							Früchte	Früchte	Früchte
WEISSDORN					Blätter / Blüten				Früchte	Früchte	Früchte	

Früchte · **Blüten** · **Blätter**

Literatur

Dr. Norbert Kleinz: Der naturnahe Garten. Planen und gestalten mit heimischen Pflanzen. Naturbuchverlag, 1995.

Christine Recht, Max F. Wetterwald: Ernte am Wegrand. Verlag Eugen Ulmer, 1997.

Heil- und Gewürzpflanzen aus dem eigenen Garten. Herausgegeben vom *Auswertungs- und Informationsdienst für Ernährung, Landwirtschaft und Forsten (aid) e.V.*

Witt, Reinhard: Der Naturgarten. Lebendig, schön, pflegeleicht. BLV Verlagsgesellschaft mbH, 2001.

Hieronymus Bock: Kreutterbuch (sic!). Von neuem fleißig übersehen, gebessert und gemehret. Straßburg 1565 (3. Auflage; 1. und 2. Auflage 1539 und 1551). (Neudruck 1985 o.O.)

Hieronymus Bock: Teutsche Speißkammer. Hrsg.: Melchior Sebizium, Straßburg 1560.

Pedacius Dioscurides: Kreutterbuch. Frankfurt 1610. (Neudruck München 1968.)

Hermann Fischer: Mittelalterliche Pflanzenkunde. München 1929.

R. von Fische-Benzon: Altdeutsche Gartenflora. Kiel 1894.

Heinrich Marzell: Die Pflanzen im deutschen Volksleben. Jena 1935.

Heinrich Marzell: Bayrische Volksbotanik. W. Fritsch Vlg., München 1968.

Heinrich Marzell: Geschichte und Volkskunde der deutschen Heilpflanzen. Wiss. Buchgesellschaft, Darmstadt 1967.

A. Ritter von Perger: Deutsche Pflanzensagen. Stuttgart 1864, Leipzig 1978.

Otto Ludwig: Im Thüringer Kräutergarten. Prisma Vlg., Gütersloh 1982.

Thomas Hauschild: Magie und Macht in Italien. Merlin-Verlag, Gilfkendorf 2002.

Mannfried Pahlow: Das große Buch der Heilpflanzen. Gräfe und Unzer, München 1979.

Johann Kuenzle: Chrut und Unchrut. Praktisches Heilkräuterbüchlein. Wangs 1915.

BIOSHOP, 53840 Troisdorf, Kölner Str. 36a, Tel. 02241-978091, Fax 02203-593065.

*COLIMEX-ZENTRALE, 50996 Köln, Ringstr. 46, Tel. 0221-352072, Fax 0221-352071; Auslieferungsläden: 32312 Lübbecke, Lange Str. 1, Stern-Apotheke, Tel. 05741-7707, Fax 05741-310887; 33102 Paderborn, Bahnhofstr. 18, St.-Christophorus-Drogerie, Tel. 05251-105213, Fax 05251-105252; 38300 Wolfenbüttel, Lange Herzogstr. 13, Tel. 05331-298370, Fax 05331-298570; 42105 Wuppertal, Karlsplatz 3, In der Rathausgalerie, Tel./Fax 0202-443988; 42853 Remscheid, Alleestr. 74, Allee-Center, Tel./Fax 02191-927963; 50171 Kerpen, Philipp-Schneider-Str. 2-6, Kaufhalle-Center, Tel./Fax 02237-922352; 50226 Frechen, Hauptstr. 99-103, Marktpassage, Tel./Fax 02234-274770; 50354 Hürth, Theresienhöhe, EKZ-Hürth/Arkaden, Tel./Fax 02233-708538; 50667 Köln, Schildergasse, in "Emotions", Tel./Fax 0221-2580862; 50858 Köln-Weiden, Aachener Str. 1253, Rhein Center Köln-Weiden , Tel./Fax 02234-709266; 51373 Leverkusen, Friedrich-Ebert-Platz 9; 51465 Bergisch Gladbach, Richard-Zanders-Str., Kaufhalle, Tel./Fax 02202-43103; 51643 Gummersbach, Wilhelmstr. 7, Vollkorn Naturwarenhandel, Tel. 02261-64784; 52062 Aachen, "Lust for Life", Komphausbadstr. 10, Tel./Fax 0241-413033; 53111 Bonn, Brüdergasse 4, Tel./Fax 0228-659698; 53721 Siegburg, Am Brauhof 4, Tel./Fax 02241-591160; 53797 Lohmar, Breidtersteegsmühle, Broich & Weber, Tel. 02246-4245, Fax 02246-16418; 56068 Koblenz, Hohenfelder Str. 22, Löhr-Center-Koblenz, Tel./Fax 0261-1004890; 57462 Olpe, Bruchstr. 13, Valentin-Apotheke, Tel./Fax 02761-5190; 63739 Aschaffenburg, Steingasse 37, Colimex/Cleopatra, Tel. 06021-26464; 94032 Passau, Am Schanzl 10, Turm-Apotheke, Tel. 0851-33377, Fax 0851-32109; 95444 Bayreuth, Luitpoldplatz 3, Ars Vivendi - Lebenskunst in der Schloßgalerie, Tel. 0921-5169302, Fax 0921-5169303.

*DUFT & SCHÖNHEIT, 80331 München, Sendlinger Str. 46, Tel. 089-2608259.

EINHORN Drogerie, Irmgard Huber, Theresienplatz 20, 94315 Straubing.

*HEXENKÜCHE, 82152 Krailling, Luitpoldstr. 25, Tel. 089-8593135, Fax 089-8593136.

*HOBBY-KOSMETIK, 86150 Augsburg, Bahnhofstr. 6, Tel. 0821-155346, Fax 0821-513945; 97618 Niederlauer bei Bad Neustadt/Saale, Lauertalmarkt Am Rück 1, Tel./Fax 09771-3094.

*JANSON, Dr. Klaus Schop, 76133 Karlsruhe, Kaiserpassage 16, Tel. 0721-27780.

*KNACK-PUNKT, 73230 Kirchheim, Alleenstr. 87, Tel./Fax 07021-41726; 27472 Cuxhaven, Präsident-Herwig-Str. 40, Tel. 04721-62820.

*KOSMETIK-BAZARE: Interessengemeinschaft der Kosmetik-Bazare e.V., 28203 Bremen, Ostertorsteinweg 25-26, Tel. 0421-701699, Fax 0421-75531; 30159 Hannover, Knochenhauer Str. 6, Tel. 0511-326236, Fax 05066-693505; 31582 Nienburg, Leinstr. 22, Tel. 05021-12825, Fax 05021-600808; 31785 Hameln, Thiewall 4, Tel./Fax 05151-22576; 32257 Bünde, Bahnhofstr. 31, Tel. 05223-5133, Fax 05232-71219; 32756 Detmold, Paulinenstr. 9, Tel. 05231-39614, Fax 05231-39691; 33615 Bielefeld, Arndtstr. 51, Tel. 0521-131008, Fax 05232-71219; 34414 Warburg, Hauptstr. 46, Tel. 05641-60467, Fax 05641-60648; 35037 Marburg, Augustinergasse, Tel. 06421-161363, Fax 0641-76450; 35390 Gießen, Frankfurter Str. 1, Tel. 0641-76979, Fax 0641-76450; 37671 Höxter, Am Markt 2a, Tel./Fax 05271-380095; 45130 Essen, Alfredstr. 43, Tel./Fax 0201-796413; 48143 Münster, Ludgeristr. 68, Tel./Fax 0251-518505; 48431 Rheine, Marktstr. 14, Tel./Fax 05971-15421; 53721 Siegburg, Holzgasse 47, Tel./Fax 02241-590942; 59555 Lippstadt, Blumenstr. 1, Tel. 02941-78466, Fax 02947-5276; 63924 Kleinheubach, Dientzenhofer Str. 14, Tel. 09371-68861, Fax 09371-947640; 65183 Wiesbaden, Marktstr. 14, Tel. 0611-379370, Fax 06124-3329; 75172 Pforzheim, Bahnhofstr. 9, Tel. 07231-33254, Fax 07452-67025.

*KRÄUTERGARTEN, 80469 München, Pestalozzistr. 3, Tel./Fax 089-23249802.

LA VITA, 84028 Landshut, Grasgasse 318, Tel./Fax 0871-24424.

MARGOTS BIOECKE, 51143 Köln-Porz, Josefstr./Ladenzeile Busbahnhof, Tel. 02203-55242, Fax 02203-593065.

*PURA NATURA, 90402 Nürnberg, Johannesgasse 55, Tel. 0911-209522, Fax 0911-2447507.

*SPINNRAD GMBH/ZENTRALE, 45899 Gelsenkirchen, Am Bugapark 3, Tel. 0209-17000-0, Tx. 824726 natur d, Fax 0209-17000-40; Auslieferungsläden: 01239 Dresden-Nickern, Dohnaer Str. 246, Tel. 0351-2882089; 04105 Leipzig-City, Willy-Brandt-Platz 5, Tel. 0341-9612205; 04209 Leipzig-Grünau, Ludwigsburger Str. 9, Tel. 0341-4200024; 04329 Leipzig-Paunsdorf, Paunsdorfer Allee 1, Tel. 0341-2518906; 06254 Günthersdorf bei Leipzig, Saale-Park, Tel. 034638-20803; 07545 Gera, Gera-Arcaden, Heinrichstr. 30, Tel. 0365-8001125; 07743 Jena, Goethe-Galerie, Goethestr.3b, Tel. 03641-890906; 08523 Plauen, EKZ Die Kolonnaden, Bahnhofstr. 11, Tel. 03741-201784; 09111 Chemnitz, Neumarkt 2, Tel. 0371-6661820; 09125 Chemnitz - Alt Chemnitz, Annaberger Str. 315, Tel. 0371-514226; 10247 Berlin-Friedrichshain, Frankfurter Allee 53, Tel. 030-4276161; 10719 Berlin-Wilmersdorf, Uhlandstr. 43-44, Tel. 030-8814848; 10789 Berlin-Charlottenburg, Europacenter, Breitscheidplatz, Tel. 030-2616106; 12043 Berlin-Neukölln, Karl Marx Str. 66. Tel. 030-62989529; 12163 Berlin-Steglitz, Forum Steglitz, Schloßstr. 1, Tel. 030-7911080; 12351 Berlin-Gropiusstadt, Gropius Passage, Johannisthaler Chaussee 295, Tel. 030-6030462; 12555 Berlin-Köpenick, Forum Köpenick, Bahnhofstr. 33-38, Tel. 030-6520008; 12619 Berlin-Hellersdorf, Spree-Center, Hellersdorfer Str. 79-81, Tel. 030-5612081; 13055 Berlin-Hohenschönhausen, Allee-Center, Landsberger Allee 277, Tel. 030-97609436; 13357 Berlin-Wedding, Gesundbrunnen-Center, Badstr. 5, Tel. 030-49308939; 13439 Berlin-Prenzlauer Berg, Arcaden, Schönhauser Allee 79, Tel. 030-44652393; 13507 Berlin-Tegel, EKZ, Am Borsigturm 11, Tel. 030-43402270; 13581 Berlin-Spandau, Spandau-Arcaden, Tel. 030-35134498; 15745 Wildau, Center an der A 10, Abfahrt Königs Wusterhausen, Nähe Mega Markt, Tel. 0337-5504696; 16303 Schwedt, Oder-Center, Landgrabenpark 1, Tel. 03332-421942; 17033 Neubrandenburg, Marktplatz-Center, Marktplatz 2, Tel. 0395-5823511; 18055 Rostock, Rostocker Hof, Kröpeliner Str., Tel. 0381-4923281; 19053 Schwerin, Schloßpark-Center, Am Marienplatz 5-6, Tel. 0385-5812255; 20146 Hamburg-Rotherbaum, Grindelallee 116, Tel. 040-4106096; 21073 Hamburg-Harburg, Lüneburger Str. 19, Tel. 040-76753177; 21335 Lüneburg, Grapengießerstr. 15, Tel. 04131-406427; 22083 Hamburg-Barmbek, EKZ, Hamburger Str. 37, Tel. 040-22738862; 22111 Hamburg-Billstedt, Billstedt-Center, Billstedter Platz 39, Tel. 040-73679808; 22143 Hamburg-Rahlstedt, Rahlstedt-Center, Schweriner Str. 8-12, Tel. 040-6779044; 22523 Hamburg-Eidelstedt, Eidelstedt-Center, 040-53909909; 22765 Hamburg-Ottensen, Mercado-Center, Ottenser Hauptstr. 8, Tel. 040-392310; 22850 Norderstedt-Garstedt, Herold-Center, Berliner Allee 38-44, Tel. 040-52883730; 22869 Schenefeld, Stadtcenter, Kiebitzweg 2/Industriestr., Tel. 040-83099081; 23552 Lübeck, Mühlenstr. 11, Tel. 0451-7063307; 24103 Kiel, Ahlmann Haus, Holstenstr. 34, Tel. 0431-978728; 24534 Neumünster, Marktpassage, Großflecken 51-53, Tel. 04321-41633; 24937 Flensburg, Große Str. 3, Tel. 0461-13761; 25524 Itzehoe, Holstein-Center, Feldschmiedekamp 6, Tel. 04821-65106; 26122 Oldenburg, Achternstr. 22, Tel. 0441-25493; 26382 Wilhelmshaven, Nordseepassage, Bahnhofsplatz 1, Tel. 04421-455308; 26506 Norden, Neuer Weg 38, Tel. 04931-992859; 26603 Aurich, Carolinenhof, Fischteichweg 15-19, Tel. 04941-964327; 26721 Emden, Zwischen beiden Sielen 17; 26789 Leer, Ems-Park, Nüttermoorer Str. 2, Tel. 0491-9921127; 27568 Bremerhaven, Bürgermeister-Smid-Str. 53, Tel. 0471-44203; 27749 Delmenhorst, Lange Str. 96, Tel. 04221-129331; 28195 Bremen-City, Obernstr. 67, Tel. 0421-1691932; 28203 Bremen-Steintor, Ostertorsteinweg 42/43, Tel. 0421-3399043; 28259 Bremen-Huchting, Roland-Center, Alter Dorfweg 30-50, Tel. 0421-5798506;

30159 Hannover-City, Georgstr. 7, Tel. 0511-7000815; 30823 Garbsen-Mitte, EKZ Mitte, Berenbosteler Str., Tel. 05131-476253; 30853 Langenhagen, City-Center, Marktplatz 5, Tel. 0511-7242488; 30880 Laatzen, Leine EKZ, Marktplatz 11, Tel. 0511-8236700; 31134 Hildesheim, Angoulemeplatz 2, Tel. 05121-57311; 31785 Hameln, Bäckerstr. 40, Tel. 05151-958606; Herford, Gehrenberg 21, 32423 Minden, Bäckerstr. 72, Tel. 0571-87580; 32756 Detmold, Lange Str. 36, Tel. 05231-37695; 33098 Paderborn, EKZ, Königsplatz 12, Tel. 05251-281759; 33330 Gütersloh, Münsterstr. 6, Tel. 05241-237071; 33602 Bielefeld, Marktpassage, Tel. 0521-66152; 34117 Kassel, Untere Königstr. 52, Tel. 0561-14339; 35037 Marburg, Wettergasse 12; 35390 Gießen, Kaplansgasse 2-4, Tel. 0641-792393; 35576 Wetzlar, Langgasse 39, Tel. 06441-46952; 36037 Fulda, City Haus, Laden 6, Bahnhofstr. 4, Tel. 0661-240638; 37073 Göttingen, Groner Str. 57/58, Tel. 0551-44700; 38100 Braunschweig-City, Sack 2, Tel. 0531-42032; 38226 Salzgitter-Lebenstedt, Fischzug 12, Tel. 05341-178729; 38440 Wolfsburg, Südkopfcenter, Tel. 05361-15004; 38640 Goslar, Kaiserpassage, Breite Str., Tel. 05321-43963; 39104 Magdeburg-City, City-Carré, Kantstr. 5a, Tel. 0391-5666740; 39326 Hermsdorf, EKZ Elbe-Park an der A 2, Ausfahrt Irxleben, Tel. 039206-52207; 40212 Düsseldorf-City, Schadowstr. 80, Tel. 0211-357105; 40218 Düsseldorf-Friedrichstadt, Friedrichstr. 12, Tel. 0211-3859444; 40477 Düsseldorf-Derendorf, Nordstr. 79, Tel. 0211-4984725; 40597 Düsseldorf-Benrath, Hauptstr. 9, Tel. 0211-7180811; 40721 Hilden, Bismarckpassage, Tel. 02103-581937; 40878 Ratingen, Oberstr. 29, Tel. 02102-993801; 41061 Mönchengladbach-City, Hindenburgstr. 173, Tel. 02161-22728; 41236 Mönchengladbach-Rheydt, Galerie am Marienplatz, Tel. 02166-619739; 41460 Neuss, Zollstr. 1-7, Tel. 02131-276708; 41539 Dormagen, Rathausgalerie, Kölner Str. 98, Tel. 02133-49045; 41747 Viersen, Hauptstr. 85, Tel. 02162-350549; 42103 Wuppertal-Elberfeld, Herzogstr. 28, Tel. 0202-441281; 42275 Wuppertal-Barmen, Alter Markt 7, Tel. 0202-551753; 42551 Velbert, Friedrichstr. 168, Tel. 02051-52727; 42651 Solingen, Hauptstr. 41, Tel. 0212-204300; 42853 Remscheid, Alleestr. 30, Tel. 02191-420867; 44135 Dortmund-City, Bissenkamp 12-16, Tel. 0231-578936; 44532 Lünen, Lange Str. 32, Tel. 02306-258186; 44575 Castrop-Rauxel, EKZ Widumer Platz, Lönsstr., Tel. 02305-27215; 44623 Herne, Bahnhofstr. 45, Tel. 02323-53021; 44787 Bochum-City, Kortumstr. 33, Tel. 0234-66123; 44791 Bochum-Harpen, Ruhrpark Shoppingcenter, Tel. 0234-238516; 44801 Bochum-Querenburg, Uni-Center, Querenburger Höhe 111, Tel. 0234-708679; 45127 Essen-City, City-Center, Porscheplatz 21, Tel. 0201-221295; 45127 Essen-City, Willy-Brandt-Platz 15, Tel. 0201-1769609; 45276 Essen-Steele, Bochumer Str. 16, Tel. 0201-512104; 45329 Essen-Altenessen, EKZ, Altenessener Str. 411, Tel. 0201-333617; 45468 Mülheim-City, Forum City, Hans-Böckler-Platz 10, Tel. 0208-34907; 45472 Mülheim-Heißen, Rhein-Ruhr-Zentrum, Tel. 0208-498192; 45525 Hattingen, Obermarkt 1, Tel. 02324-55691; 45657 Recklinghausen, Kunibertstr. 13, Tel. 02361-24194; 45699 Herten, Ewaldstr. 3-5, Tel. 02366-938616; 45721 Haltern, Merschstr. 6, Tel. 02364-929351; 45768 Marl-Mitte, EKZ Marler Stern, Obere Ladenstr. 68, Tel. 02365-56429; 45879 Gelsenkirchen-City, im WEKA Kaufhaus, Bahnhofstr. 55-65, Tel. 0209-208963; 45894 Gelsenkirchen-Buer, Horster Str. 4, Tel. 0209-398889; 45899 Gelsenkirchen-Horst, in der Spinnrad Zentrale, Am Bugapark 3, Tel. 0209-17000680; 45964 Gladbeck, Hochstr. 29-31, Tel. 02043-21293; 46047 Oberhausen-Neue Mitte, Centroallee 150, Tel. 0208-21970; 46049 Oberhausen-Stadtmitte, Bero-Center 110, Tel. 0208-27065; 46236 Bottrop, Kirchplatz 4, Tel. 02041-684484; 46282 Dorsten, Recklinghäuser Str. 4, Tel. 02362-45748; 46395 Bocholt, Berliner Platz 2, Tel. 02871-187790; 46397 Bocholt, Osterstr. 51, Tel. 02871-186024; 46483 Wesel, Hohe Str. 26, Tel. 0281-34794; 46535 Dinslaken, Neustr. 31-33, Tel. 02064-72328; 47051 Duisburg-City, Königstr. 42, Tel. 0203-284497; 47441 Moers, Steinstr. 31, Tel. 02841-23771; 47533 Kleve Stechbahn 2-8, Tel. 02821-973605; 47798 Krefeld-City, Neumarkt 2, Tel. 02151-22547; 47798 Krefeld-City, Hansa Zentrum 42/43, Tel. 02151-395635; 48143 Münster, Ludgeristr. 114, Tel. 0251-42352; 48231 Warendorf, Ostwall 41, Tel. 02581-787789; 48282 Emsdetten, EKZ Villa Nova, Bahnhofstr. 2-8, Tel. 02572-88447; 48431 Rheine, Münsterstr. 6, Tel. 05971-13548; 48653 Coesfeld, Schüppenstr. 12, Tel. 02541-82747; 49074 Osnabrück, Neue Passage, Große Str. 84-85, Tel. 0541-201373; 50672 Köln-City, Olivandenhof, Richmodstr. 10, Tel. 0221-256606; 50678 Köln-Südstadt, Severinstr. 53, Tel. 0221-3100018; 50765 Köln-Chorweiler, City-Center Chorweiler, Tel. 0221-7088940; 50823 Köln-Ehrenfeld, Venloer Str. 336, Tel. 0221-5103342; 51065 Köln-Mülheim, Galerie, Wiener Platz 1, Tel. 0221-6202754; 51373 Leverkusen, Hauptstr. 73, Tel. 0214-403131; 52062 Aachen-City, Rethelstr. 3, Tel. 0241-25254; 52062 Aachen-City, Adalbertstr. 110, Tel. 0241-20453; 52222 Stolberg, Rathausgalerie, Steinweg 83-89, Tel. 02402-21245; 52249 Eschweiler, Grabenstr. 66, Tel. 02403-15286; 52349 Düren, Josef-Schregel-Str. 48, Tel. 02421-10082; 53111 Bonn-City, Poststr. 40, Tel. 0228-636667; 53177 Bonn-Bad Godesberg, Theaterplatz 2, Tel. 0228-351075; 53757 St. Augustin-Ort, EKZ Huma, Rathausallee 16, Tel. 02241-27040; 53879 Euskirchen, Kino-Center Galleria, Berliner Str., Tel. 02251-782191; 54290 Trier, Fleischstr. 11, Tel. 0651-48237; 55116 Mainz, Lotharstr. 9, Tel. 06131-238373; 55116 Mainz, Aliceplatz 6, DLZ Hauptbahnhof, Tel. 06131-228141; 56068 Koblenz, Löhrstr. 16-20, Tel. 0261-14925; 56564 Neuwied, Langendorfer Str. 111, Tel. 02631-357661; 57072 Siegen, City-Galerie, Am Bahnhof 40, Tel. 0271-2383124; 58096 Hagen, Elberfelder Str. 37, Tel. 02331-17438; 58239 Schwerte, Hüsingstr. 22-24, Tel. 02304-990293; 58452 Witten, Bahnhofstr. 38, Tel. 02302-275122; 58511 Lüdenscheid, EKZ Stern-Center, Tel. 02351-22907; 58636 Iserlohn, Alter Rathausplatz 7, Tel. 02371-23296; 58706 Menden, Querstr. 2, Tel. 02373-170359; 59065 Hamm, Bahnhofstr. 1c, Tel. 02381-20245; 59174 Kamen, Weststr. 16, Tel. 02307-235387; 59227 Ahlen, Oststr. 44, Tel. 02382-806677; 59555 Lippstadt, Lippe-Galerie, Tel. 02941-58332; 60311 Frankfurt-City, Kaiserstr. 11, Tel. 069-291481; 60388 Frankfurt-Bergen-Enkheim, Hessen-Center, Borsigallee 26, Tel. 06109-369596; 60439 Frankfurt-Nordweststadt, Nord-West-Zentrum, Tituscorsostr. 2b, Tel. 069-584800; 63065 Offenbach, Herrnstr. 37, Tel. 069-825648; 63739 Aschaffenburg, City-Galerie, Goldbacher Str. 2, Tel. 06021-12662; 64283 Darmstadt, Wilhelminenstr. 28, Tel. 06151-294525; 65183 Wiesbaden, Langgasse 12, Tel. 0611-9010694; 65549 Limburg, Bahnhofstr. 4, Tel. 06431-25766; 66111 Saarbrücken, Bahnhofstr. 20-30, Tel. 0681-3908994; 66424 Homburg/Saar, Saarpfalz-Center, Talstr. 38a, Tel. 06841-5351; 66538 Neunkirchen, Saarpark-Center, Stummstr. 2, Tel. 06821-177662; 67059 Ludwigshafen, Bismarckstr. 106, Tel. 0621-526664; 67061 Ludwigshafen, EKZ Walzmühle, Yorckstr. 2, Tel. 06215-5669606; 67547 Worms, Obermarkt 12, Tel. 06241-88462; 67655 Kaiserslautern, Pirmasenser Str. 8, Tel. 0631-696114; 68159 Mannheim, U 1 2, Tel. 0621-1560425; 69115 Heidelberg, Das Carré, Rohrbacher Str. 6-8d, Tel. 06221-166825; 69117 Heidelberg, Hauptstr. 62, Tel. 06221-616166; 70173 Stuttgart-City, Lautenschlagerstr. 3, Tel. 0711-291469; 70372 Stuttgart-Bad Cannstatt, Bahnhofstr. 1-5, Tel. 0711-562113; 71063 Sindelfingen, Mercedesstr. 12, Tel. 07031-411388; 71084 Böblingen, Kaufzentrum Wolfgang-Brumme-Allee, Tel. 07031-233664; 71638 Ludwigsburg, Marstall-Center, Tel. 07141-902879; 72070 Tübingen, Kirchgasse 2, Tel. 07071-52571; 72764 Reutlingen, Metzgerstr. 4, Tel. 07121-320415; 73230 Kirchheim unter Teck, Teck-Center, Stuttgarter Str. 2, Tel. 07021-734270; 73430 Aalen, Marktplatz 2, Tel. 07361-66543; 73728 Esslingen-City, Roßmarkt 1, Tel. 0711-350199; 73733 Esslingen-Weil, Neckar-Center, Weilstr. 227, Tel. 0711-386905; 74072 Heilbronn, Sülmerstr. 34, Tel. 07131-962138; 75172 Pforzheim, Bahnhofstr. 10, Tel. 07231-353071; 76133 Karlsruhe, Kaiserstr. 170, Tel. 0721-24845; 76829 Landau, Rathausplatz 10, Tel. 06341-85818; 77652 Offenburg, Steinstr. 28, Tel. 0781-1665; 78050 Villingen-Schwenningen, Niedere Str. 37, Tel. 07721-32575; 78224 Singen, Scheffelstr. 9, Tel. 07731-68642; 78462 Konstanz, Hussenstr. 24, Tel. 07531-15329; 78532 Tuttlingen, Hecht-Carré, Königstr. 2, Tel. 07461-76961; 79098 Freiburg, Rathausgasse 17, Tel. 0761-381213; 80331 München-City, Asamhof, Sendlinger Str. 28, Tel. 089-264159; 80797 München-Nordbad, Schleißheimer Str. 100, Tel. 089-1238685; 83022 Rosenheim, Stadtcenter, Kufsteiner Str. 7, Tel. 08031-33536; 83278 Traunstein, Maxstr. 33, Tel. 0861-69506; 83395 Freilassing, Hauptstr. 29, Tel. 08654-478777; 85057 Ingolstadt-West, West-Park, Tel. 0841-87822; 86150 Augsburg, Viktoriapassage, Tel. 0821-155482; 87435 Kempten, Fischersteige 4, Tel. 0831-24503; 87700 Memmingen, Kreuzstr. 3, Tel. 08331-925764; 88212 Ravensburg, Eisenbahnstr. 8, Tel. 0751-14489; 89077 Ulm-Weststadt, Blautal-Center, Blaubeurer Str. 95, Tel. 0731-9314111; 89231 Neu Ulm, Mutschler-Center, Borsigstr. 15, Tel. 0731-723023; 90402 Nürnberg-City, Pfannenschmidsgasse 1, Tel. 0911-2448834; 90473 Nürnberg-Langwasser, Franken-Center, Glogauer Str. 30-38, Tel. 0911-8000152; 90762 Fürth, City-Center, Alexanderstr. 11, Tel. 0911-773663; 91054 Erlangen, Hauptstr. 46, Tel. 09131-201043; 91126 Schwabach, Königstr. 2, Tel. 09122-16849; 93047 Regensburg, Maximilianstr. 14, Tel. 0941-

51150; 94469 Deggendorf, Degg's Einkaufspassage, Hans-Krämer-Str. 31, Tel. 0991-3790052; 95028 Hof, Ludwigstr. 47, Tel. 09281-3641; 95326 Kulmbach, Fritz Einkaufsgalerie, Fritz-Horn-schuh-Str. 9, Tel. 09221-947870; 96052 Bamberg, EKZ Atrium, Ludwigstr. 2, Tel. 0951-202588; 96450 Coburg, Steinweg 24, Tel. 09561-99414; 97070 Würzburg, Kaiserstr. 16, Tel. 0931-15608; 97421 Schweinfurt, Markt 19, Tel. 09721-53324; 98527 Suhl, Lauterbogen-Center, Friedrich-König-Str. 21, Tel. 03681-708536; 99085 Erfurt-Nord, Thüringen-Park an der B 4, Tel. 0361-7462048.

In der Schweiz:
DORF-LÄDELI, CH-8863 Buttikon, Kantonsstr. 49, Tel. 055-4441854.
*DROGERIE IM DREIANGEL, CH-3552 Bärau, Bäraustr. 45, Tel./Fax 034-4021565.
*INTERWEGA Handels GmbH, CH-8863 Buttikon, Kantonsstr. 49, Tel. 055-4441854, Fax 055-4442477.

In Österreich:
*ART OF BEAUTY, A-4600 Wels, Dr.-Salzmannstr. 8-10, Tel./Fax 07242-57226, E-Mail: veronika@art-of-beauty.at.
*CREATIV-COSMETIK, A-5020 Salzburg, Ganshofstr. 8, Tel. 0662-848802, Fax 0662-848803.

Die mit * gekennzeichneten Firmen betreiben auch Versandhandel.

Einige Substanzen erhalten Sie auch in Reformhäusern, Drogerien, Apotheken, Bioläden und Lebensmittelläden. Vergleichen Sie die Preise!

Hinweis:
Autoren und Verlag bemühen sich, in diesem Verzeichnis nur Firmen zu nennen, die hinsichtlich der Substanzen und Preise zuverlässig und günstig sind. Trotzdem kann eine Gewähr-leistung von Autoren und Verlag nicht übernommen werden. Irgendwelche Formen von gesellschaftsrechtlicher Verbindung, Beteiligung und/oder Abhängigkeit zwischen Autoren und Verlag einerseits und den hier aufgeführten Firmen andererseits existieren nicht.

Nachfolgend finden Sie einige Adresse, bei denen Sie speziell im Buch beschriebene Produkte beziehen können:

Kräuter:
ESSBARE LANDSCHAFTEN GmbH; 18516 Süderholz, Gutshaus Boltenhagen, E-Mail: info@EssbareLandschaften.de

Saatgut:
GÄRTNEREI RÜHLEMANN; 27367 Horstedt, Auf dem Berg 166.

Einheimische Pflanzen:
Die folgenden Firmen versenden Saatgut und Wildpflanzen. Alle sind Mitglied im Verein Naturgarten e.V.

FOERSTER STAUDEN, 14469 Potsdam-Bornim, Am Raubfang 6.
GERHARD FLATHMANN, 22525 Hamburg, Schulgartenweg 4.
RENATUR, 24601 Ruhwinkel.
STAUDENKULTUREN TANGERMANN, 31171 Nordstemmen.
BOTANISCHE RARITÄTEN WETZEL, 42349 Wuppertal, Kohlfurter Str. 141.
AHORNBLATT, 55001 Mainz, Postfach 1125.
GÄRTNEREI FÜR WILDSTAUDEN UND WILDGEHÖLZE, 55232 Alzey, Lochgasse 1.
HEIMISCHE WILDSTAUDEN, Hans Fleischhauer, 61184 Karben, Kalcher Weg 15 (Forsthaus).
KAYSER & SEIBERT, Odenwälder Pflanzenkulturen, 64380 Roßdorf, Wilhelm Leuschnerstr. 85.
GARTENBAU WERLING, 66399 Mandelbachtal, Ziegelhütte 14.
BLAUETIKETT-BORNTRÄGER, 67591 Offstein.
SYRINGA-SAMEN, Bernd Dittrich, 78247 Hilzingen-Binningen, Bachstr. 7.
HOF BERGGARTEN, 79737 Großherrischwand, Lindenweg 17.
STAUDENGÄRTNEREI GEORG EFFNER, 84339 Unterdietfurt, Handwerk 1 (kein Versand).
STAUDENGÄRTNEREI DIETER GAISSMAYER, 89257 Illertissen, Jungviehweide 3 (kein Versand).
ERWIN BAUEREIS, 91438 Bad Windsheim, Markgrafenstraße 21.

Weitere Titel aus der Hobbythek-Reihe –

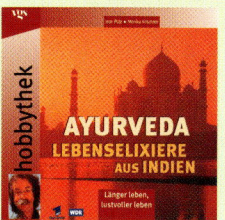

Jean Pütz/Monika Kirschner
**LEBENSELIXIERE
AUS INDIEN**
Ayurveda
ISBN 3-8025-6221-6

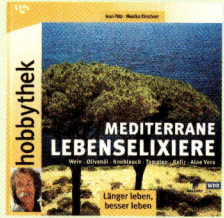

Jean Pütz/Monika Kirschner
**MEDITERRANE
LEBENSELIXIERE**
**Wein, Olivenöl, Knoblauch,
Tomaten, Kefir, Aloe Vera**
ISBN 3-8025-6219-4

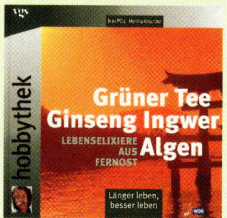

Jean Pütz/Monika Kirschner
**LEBENSELIXIERE
AUS FERNOST**
**Grüner Tee, Ginseng,
Ingwer, Algen**
ISBN 3-8025-6208-9

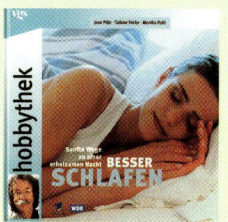

Jean Pütz/Sabine Fricke/
Monika Pohl
BESSER SCHLAFEN
**Sanfte Wege zu einer
erholsamen Nacht**
ISBN 3-8025-6222-4

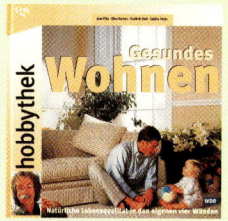

Jean Pütz/Ellen Norten/
Sabine Fricke/Vladimir Rydl
GESUNDES WOHNEN
**Natürliche Lebensqualität
in den eigenen vier Wänden**
ISBN 3-8025-6220-8

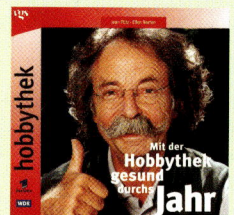

Jean Pütz/Ellen Norten
**MIT DER HOBBYTHEK
GESUND DURCHS JAHR**
ISBN 3-8025-6218-6

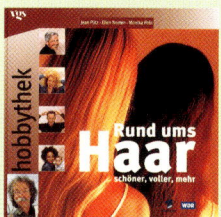

Jean Pütz/Ellen Norten/
Monika Pohl
RUND UMS HAAR
schöner, voller, mehr
ISBN 3-8025-6216-X

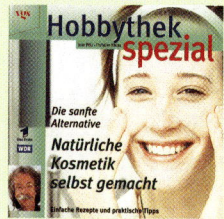

Jean Pütz/Christine Niklas
**NATÜRLICHE KOSMETIK
SELBST GEMACHT**
**Einfache Rezepte
und praktische Tipps**
ISBN 3-8025-1444-0

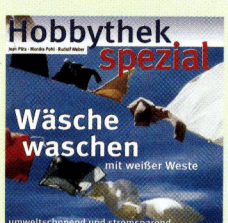

Jean Pütz/Monika Pohl/
Rudolf Weber
**WÄSCHE WASCHEN
MIT WEISSER WESTE**
**umweltschonend
und stromsparend**
ISBN 3-8025-1423-8

konkret, praktisch und aktuell

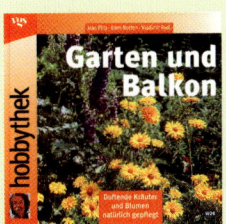

Jean Pütz/Ellen Norten/Vladimir Rydl
GARTEN UND BALKON
Duftende Kräuter
und Blumen natürlich gepflegt
ISBN 3-8025-6200-3

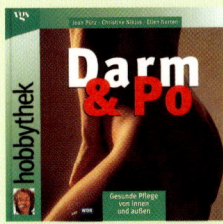

Jean Pütz/Christine Niklas/Ellen Norten
DARM & PO
Gesunde Pflege von innen und außen
ISBN 3-8025-6201-1

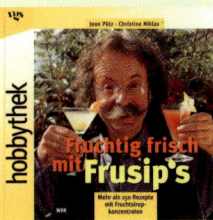

Jean Pütz/Christine Niklas
FRUCHTIG FRISCH MIT FRUSIP'S
Mehr als 150 Rezepte mit
Fruchtsirupkonzentraten
ISBN 3-8025-6206-2

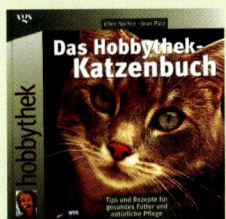

Jean Pütz/Ellen Norten
DAS HOBBYTHEK-KATZENBUCH
Tips und Rezepte für gesundes
Futter und natürliche Pflege
ISBN 3-8025-6207-0

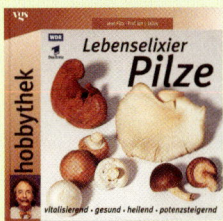

Jean Pütz/Prof. Jan I. Lelley
LEBENSELIXIER PILZE
vitalisierend, gesund, heilend,
potenzsteigernd
ISBN 3-8025-6224-0

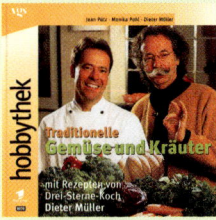

Jean Pütz/Monika Pohl/Dieter Müller
**TRADITIONELLE
GEMÜSE UND KRÄUTER**
Mit Rezepten von
Drei-Sterne-Koch Dieter Müller
ISBN 3-8025-6210-0

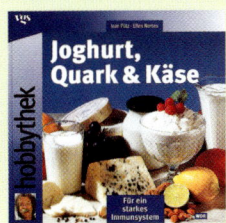

Jean Pütz/Ellen Norten
JOGHURT, QUARK & KÄSE
Für ein starkes Immunsystem
ISBN 3-8025-6213-5

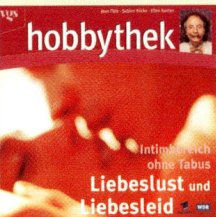

Jean Pütz/Sabine Fricke/Ellen Norten
LIEBESLUST UND LIEBESLEID
Intimbereich ohne Tabus
ISBN 3-8025-6227-5

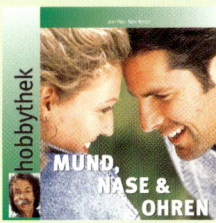

Jean Pütz/Ellen Norten
MUND, NASE & OHREN
ISBN 3-8025-6223-2

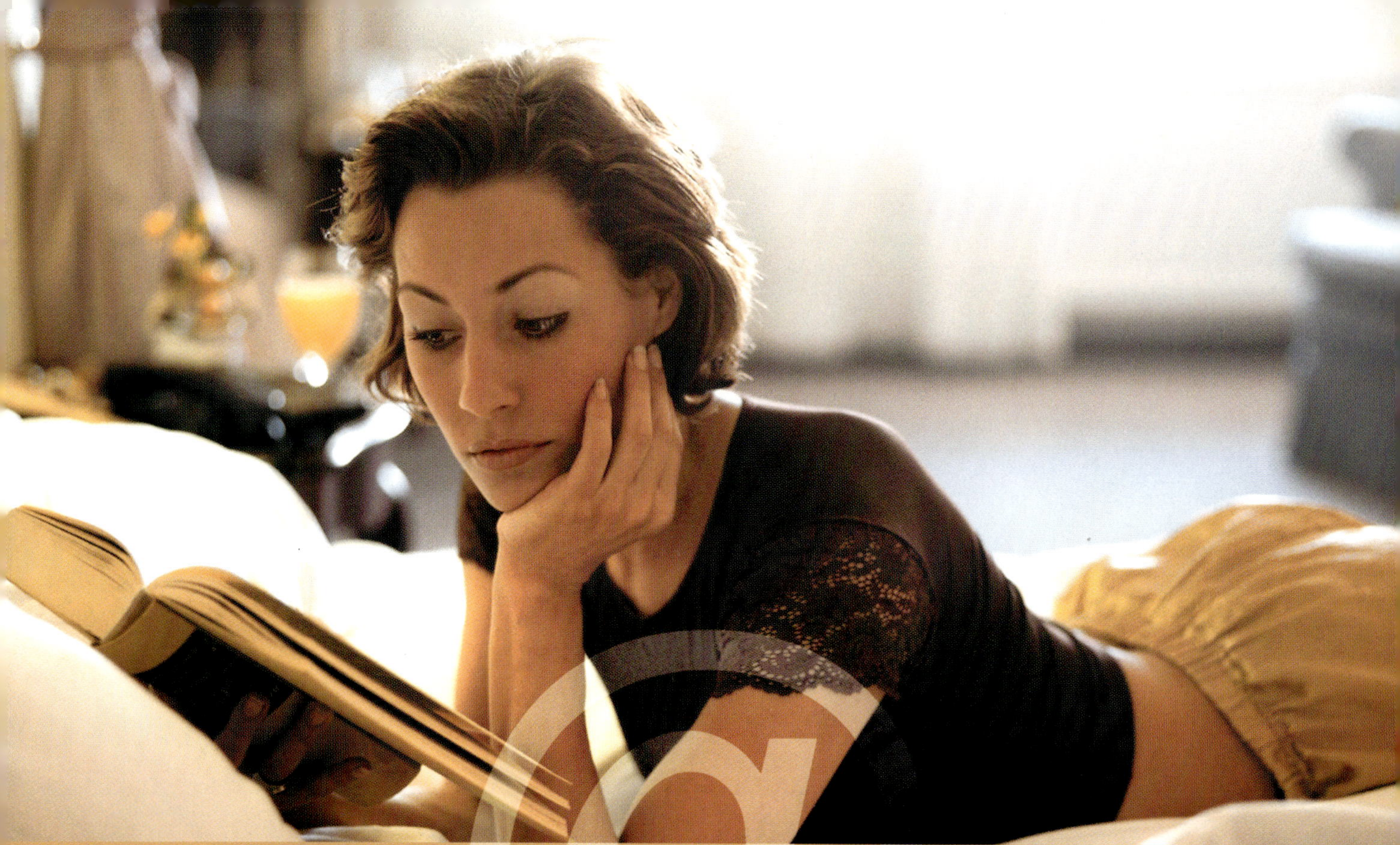

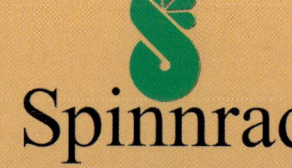